Guía práctica para pacientes de covid persistente

Primera edición: enero de 2023
Título original: *The Long Covid Self-Help Guide: Practical Ways to Manage Symptoms*

Diseño de cubierta: Taller de los Libros

Publicado por Kitsune Books
C/ Aragó, 287, 2.º 1.ª
08009, Barcelona
info@kitsunebooks.org
www.kitsunebooks.org

ISBN: 978-84-16788-73-6
THEMA: MJCJ4
Depósito Legal: B 1060-2023
Preimpresión: Taller de los Libros
Impresión y encuadernación: Liberdúplex
Impreso en España – *Printed in Spain*

Guía práctica para pacientes de covid persistente

De los especialistas de la
Clínica Postcovid de Oxford

TRADUCCIÓN DE
CLAUDIA CASANOVA

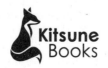

Índice

Los colaboradores

Doctora Emily Fraser, especialista en Medicina Respiratoria del Oxford University NHS Foundation Trust; jefa clínica de la Clínica de Evaluación Postcovid de Oxford.

Doctor Anton Pick, especialista en Medicina de Rehabilitación; jefe clínico en el Oxford Centre for Enablement; jefe clínico de covid persistente del Servicio Nacional de Salud en el sureste de Inglaterra.

Rachael Rogers, terapeuta ocupacional; jefa clínica del Community Chronic Fatigue Service de Oxfordshire, miembro de la Clínica de Evaluación Postcovid y del equipo de rehabilitación en Oxford.

Emma Tucker, especialista en Fisioterapia Respiratoria; directora de la Community Respiratory Team en el Oxford Health NHS Foundation Trust.

Doctor Daniel Zahl, especialista en Psicología Clínica; terapeuta y supervisor de TBC; miembro de la Clínica de Evaluación Postcovid de Oxford.

Doctor Suleman Latif, especialista en Medicina del Deporte y el Ejercicio por la Universidad de Oxford.

Ruth Tyerman, especialista en Rehabilitación Vocacional y Terapia Ocupacional; miembro de la Clínica de Evaluación Postcovid de Oxford.

Doctor Christopher Turnbull, profesor clínico de Medicina Respiratoria del NIHR de la Universidad de Oxford y del Hospital de la Universidad de Oxford

Christine Kelly, fundadora de la organización benéfica Ab-Sent; investigadora adjunta en la Universidad de Reading; investigadora adjunta del Centre for the Study of the Senses en el Institute of Philosophy de la Universidad de Londres.

Doctora Helen Davies, especialista en Medicina Respiratoria, jefa clínica del servicio pleural del Hospital Universitario de Gales.

Emily Jay, fisioterapeuta clínica especialista en Rehabilitación Vestibular del South London and the Maudsley NHS Trust.

Lisa Burrows, fisioterapeuta especialista y jefa clínica de la ENT Balance Clinic del Mersey Care NHS Foundation Trust.

Doctor Andrew Lewis, profesor clínico de Medicina Cardiovascular en la Universidad de Oxford.

Doctor Rohan Wijesurandra, profesor clínico de Medicina Cardiovascular en la Universidad de Oxford; médico residente de cardiología en el Oxford University Hospitals NHS Foundation Trust.

Doctora Julia Newton, especialista en Reumatología y Medicina del Deporte y el Ejercicio del Oxford University Hospitals Trust; médico deportivo principal del English Institute of Sport.

Doctor Christopher Speers, especialista en Medicina del Deporte y el Ejercicio en el Nuffield Orthopaedic Centre de Oxford; médico deportivo del club de fútbol Aston Villa.

Doctor Andy Tyerman, especialista en Neuropsicología Clínica, miembro de Headway UK y de la Vocational Rehabilitation Association.

Con contribuciones adicionales de:

Doctor Kim Rajappan, especialista en Cardiología del Oxford University NHS Foundation Trust; doctora Annabel Nickol, especialista en Medicina del Sueño del Oxford University NHS Foundation Trust; doctor Tylan Yukselen, especialista en Medicina Psicológica del Oxford University NHS Foundation Trust; doctor Nick Talbot, especialista en Medicina Respiratoria del Oxford University NHS Foundation Trust; profesora Jane Parker, fundadora y directora del Flavour Centre de la Universidad de Reading; el equipo de rehabilitación postcovid de Oxfordshire: Victoria Masey, Kerrie Crowley, Catherine Clayton, Rebecca Prower, Rachel Lardner, Amanda Neophytou, Lisa Johnson, Jill Brooks, Kelly Mclaughlin; Lizzie Grillo en representación de Physiotherapy for Breathing Pattern Disorders; Tania Clifton-Smith en representación de los métodos Bradcliff Breathing™.

Introducción

Seguramente está leyendo este libro porque un ser querido o incluso usted mismo padece covid persistente. Aunque todavía no tenemos todas las respuestas, hemos escrito esta obra para compartir nuestras experiencias y conocimientos con la intención de que pueda empezar a sentirse mejor. Este libro es producto de un esfuerzo colaborativo de un grupo de profesionales sanitarios, muchos de los cuales han atendido a las personas que padecen covid persistente desde que apareció en el año 2020. Mientras nos esforzábamos por curar a nuestros pacientes, hemos encontrado varias formas de ayudar a tratar los síntomas del covid persistente. Esperamos que este libro sea una guía eficaz, fácil de entender y práctica. Todas las recomendaciones han sido probadas y analizadas a través de nuestro trabajo en la Clínica de Evaluación Postcovid de Oxford (también conocida como la Clínica de Covid Persistente de Oxford) y ya han ayudado a cientos de nuestros pacientes.

Cómo utilizar este libro

Nuestro objetivo es proporcionar al lector varias ideas y herramientas que le permitan avanzar, afrontar las dificultades y progresar hacia su recuperación. El libro está dividido en capítulos, y cada uno trata sobre problemas comunes encontrados en pacientes que hemos tratado en la Clínica de Covid

Persistente. Los capítulos se pueden leer en orden, pero quizá le resulte más fácil buscar las secciones que hablan de los síntomas particulares que padece en este momento. El lector puede utilizar este libro para explicar su propia experiencia a sus familiares, amigos o incluso compañeros de trabajo. Le animamos a subrayar los fragmentos que le sean de mayor interés, y a anotar sus propias reflexiones y lecciones. Es posible que las secuelas del covid limiten el tiempo que puede dedicarle al libro. No pasa nada, tómese tu tiempo. Utilice este libro para encontrar el camino hacia su propia recuperación.

Preste atención a las experiencias de los pacientes a lo largo de los distintos capítulos: han tenido una experiencia muy similar a la suya, por lo que sus consejos y sugerencias le resultarán muy útiles a la hora de conseguir la recuperación.

La aparición de la pandemia de covid-19 y el covid persistente

La pandemia pareció surgir de la nada. A finales de 2019, empezamos a oír en las noticias términos hasta ese momento desconocidos, como «confinamiento» y «rastreadores de contactos». Lo que entonces eran novedosas palabras ahora se han vuelto omnipresentes. Cuando empezaron a llegar las primeras noticias de China, a muchos de nosotros nos parecían inicialmente algo lejano y abstracto. Pero, con gran rapidez, el virus llegó a nuestras vidas y nuestra realidad cambió. Las ciudades de todo el mundo tuvieron que afrontar las cuarentenas y las órdenes de «quedarse en casa». De repente, las actividades que definían nuestra vida cotidiana se volvieron peligrosas, como pasar el rato con los amigos y la familia, hacer deporte en compañía, incluso ir de compras. Nuestra vida cambió de la noche a la mañana de una forma que nunca habíamos esperado. Todo lo que antes era rutinario ahora parecía incierto y aterrador. La muerte y el sufrimiento, dos realidades que a menudo intentamos ignorar, de pronto dominaban todas las noticias, anuncios, estadísticas, fotografías y publicaciones en las redes sociales. Era imposible ignorar las imágenes de los hospitales desbordados, los profesionales sanitarios agotados y las morgues totalmente desbordadas.

Mientras nos quedábamos en casa para evitar contraer la enfermedad o propagarla, cuando muchos de nosotros éramos incapaces de apartar la vista de la incesante avalancha de preocupantes noticias, una historia paralela comenzó a aflorar, una historia de distintos síntomas persistentes que perduraban en el tiempo tras la infección inicial. ¿Acaso esta pandemia de covid-19 era más que una enfermedad viral aguda? ¿Qué era esta nueva e implacable afección que la gente experimentaba? Su nombre lo acuñó un paciente antes de que los profesionales de la salud reconocieran su existencia: covid persistente. Muchas de las personas que lo padecían se referían a sí mismas como «*long haulers*», es decir «los que arrastran la enfermedad».

Covid persistente: de la experiencia personal a las redes sociales

Esta pandemia mundial nos ha dejado algo más que una peligrosa enfermedad vírica aguda. Los primeros rumores públicos de esta otra afección se encontraron en las redes sociales. La gente empezó a compartir sus experiencias acerca de estos síntomas tan persistentes como inexplicables, entre los que se incluían fatiga, dificultad para respirar, palpitaciones, dolores musculares, niebla mental y mareos. Los afectados relataron sus problemas con la intención de que los profesionales sanitarios se tomaran sus síntomas en serio. De forma preocupante, muchos pacientes contaron que se sentían ridiculizados o incluso engañados por los sanitarios. Incapaces de encontrar la ayuda que necesitaban, buscaron solidaridad y apoyo en las redes sociales. No fue hasta más tarde cuando los medios de comunicación y los políticos empezaron a prestarles atención, y los afectados por fin comenzaron a sentirse escuchados. En algunos lugares se crearon clínicas y servicios especializados para prestarles asistencia y tratar sus síntomas. La Clínica de Covid Persistente de Oxford fue uno de los primeros servicios sanitarios que surgió en el Reino Unido.

¿Cómo responde la ciencia médica ante una nueva enfermedad?

Los descubrimientos científicos tardan una media de siete años en convertirse en tratamientos médicos. Para la creación de una vacuna, es necesario superar las distintas fases de los ensayos clínicos y recibir las aprobaciones reglamentarias, lo que normalmente tarda entre diez y quince años. En comparación con los ritmos habituales, esta pandemia ha sido una gran excepción. El primer cambio reside en la identificación del propio virus. Los científicos de China lo identificaron en apenas una semana. El nuevo virus recibió el nombre de SARS-CoV-2, y la enfermedad que causaba se llamó covid-19. De la noche a la mañana, estos dos nombres estaban por todas partes. Aunque su identificación fue un primer paso vital, no arrojó luz sobre cómo contener el virus o tratar a las personas que sufrían dicha enfermedad. Conforme la pandemia se extendía, la comunidad científica mundial pronto se centró en descifrar la naturaleza de este nuevo enemigo común. Las medidas de salud pública, el distanciamiento social, las órdenes de permanecer en casa, el uso de la mascarilla, la cuarentena y el rastreo de contactos llegaron a muchos países para controlar la propagación del virus. Muy pronto, los profesionales sanitarios comenzaron a probar posibles tratamientos para las personas afectadas por el virus. A medida que se hacían pruebas a una velocidad vertiginosa, se ensayaban y abandonaban varios tratamientos. Hasta entonces nunca habíamos sido testigos de cómo la ciencia se desarrollaba en tiempo real, ni mucho menos a tan gran escala y con una importancia tan urgente. Las vacunas para el covid se desarrollaron, testaron y aprobaron en menos de un año. Se han realizado progresos increíbles en la gestión de esta pandemia y cada vez más científicos dirigen todos sus esfuerzos a la comprensión del covid persistente.

La ciencia médica del covid persistente

Aunque se han propuesto muchas teorías sobre el covid persistente, la ciencia que las sustenta sigue siendo confusa. El covid persistente parece bastante arbitrario en cuanto al perfil del paciente. Muchas personas que se encontraron extremadamente mal durante su enfermedad, incluidas las que fueron hospitalizadas y se sometieron a tratamientos invasivos y, en ocasiones, de vida o muerte, como la ventilación asistida, se vieron afectadas por covid persistente, pero también pacientes que solo padecieron síntomas leves. Las pruebas médicas a veces han diagnosticado afecciones como el hipotiroidismo o la deficiencia de vitamina D que podrían explicar, al menos en parte, algunos síntomas. Sin embargo, para muchos afectados, los resultados de las investigaciones médicas no logran explicar la gran variedad de sus síntomas. En definitiva, ¿qué causa exactamente el covid persistente? ¿Por qué algunas personas lo desarrollan y otras no? ¿Por qué los síntomas son diferentes en cada persona? ¿Cómo podemos predecir la duración de los síntomas? Los médicos científicos trabajan para intentar responder estas preguntas. Mientras se proponen y se prueban varias teorías, también se sugieren y se ensayan multitud de tratamientos. En el momento en que se escribe este libro, todavía no hay un medicamento oficial para tratar esta afección. Sin embargo, por fortuna, los tratamientos farmacológicos no son el único modo de afrontar las afecciones médicas.

¿Qué es la atención integral de las personas?

La ciencia médica ha hecho grandes progresos en la comprensión, el diagnóstico y el tratamiento de las enfermedades, pero todavía hay muchas cosas que no entendemos. Este hecho es una verdad difícil de aceptar, tanto para los profesionales sanitarios como para los pacientes. Los médicos no siempre son cuidadosos a la hora de abordar la incertidumbre de sus pacientes. Muchos pacientes de covid han confesado que sienten que su médico no ha validado su experiencia. Algunos incluso han salido de las consultas con la sensación de que el médico no los ha tomado en serio. Con independencia de si somos capaces o no de explicar su causa, sus síntomas y su sufrimiento son muy reales. Puede que haya cosas que no entendamos, pero podemos ofrecer al paciente mucho para ayudarle.

Las enfermedades se describen a menudo de forma simplista, como una avería o un mal funcionamiento del cuerpo. Se podría decir que el objetivo de la asistencia sanitaria, por tanto, consistiría tan solo en encontrar las partes dañadas del cuerpo y repararlas, como un mecánico hace con un coche que funciona mal. Esta concepción se ajusta perfectamente a algunas afecciones, como la fractura de un hueso, que es más o menos reparable. Para muchas otras enfermedades, sin embargo, no hay una solución o cura sencilla, y el covid persistente es solo una de ellas, por lo que esta perspectiva puede ser restrictiva y poco útil. No se tiene en cuenta al individuo, su entorno y otros factores que conforman el carácter único del sufrimiento que la enfermedad puede causar. La atención integral toma en consideración al individuo enfermo y los factores particulares de su vida que desempeñan un papel en la configuración de su experiencia única. La intención de esta perspectiva es aliviar el sufrimiento cuando no se dispone de una solución rápida. Todos somos seres complejos, y nuestra biología está condicionada por el entorno y el mundo en que vivimos, por lo que

debemos tener esto en cuenta a la hora de abordar enfermedades complejas. La Clínica de Covid Persistente de Oxford y
otras instituciones que tratan el covid persistente recomiendan
adoptar un enfoque integral. Algunas de las recomendaciones
y ejercicios de este libro están orientados a aliviar directamente
un síntoma específico que el paciente puede estar experimentando, mientras que otros se centran en aliviar el sufrimiento
y mejorar su calidad de vida en general. Hemos comprobado
que abordar esta enfermedad desde ambos ángulos ofrece mejores resultados.

Resumen

- Es probable que los síntomas que el paciente experimenta
  a causa del covid persistente le estén afectando de forma
  física, emocional y social.

- Sentirse mal puede repercutir en cómo nos percibimos a
  nosotros mismos, lo que podemos y no podemos hacer,
  cómo nos comportamos y cómo nos relacionamos con las
  personas que nos rodean.

- Este libro tiene el objetivo de ayudar al paciente con el particular conjunto de retos que afronta, para que pueda empezar a encontrar la manera de sentirse mejor. Su propósito
  es ayudarle a encontrar estrategias y técnicas para reducir el
  impacto que el covid persistente está teniendo en su vida.

- Aunque el paciente sienta que se embarca en un viaje incierto, esperamos que este libro se convierta en un valioso
  compañero y en una guía fiel en el camino hacia la recuperación.

Capítulo 1

¿Qué es el covid persistente?

El término «covid persistente» fue acuñado por las personas que sufrían sus síntomas. En este capítulo veremos cómo se define el covid persistente y describiremos algunos de los síntomas más comunes.

> «Cuando contraje covid persistente en marzo de 2020, tenía treinta y ocho años y era una persona sana. Si te pareces en lo más mínimo a cómo era yo entonces, sé que es difícil entender lo duro que es el covid persistente. Creo que todos tendemos a mirar hacia otro lado, pero, por favor, es importante que esta vez me prestes atención».

Una complicación reconocida del covid

El término «covid persistente» se utiliza ampliamente para describir la presencia de síntomas más de cuatro semanas después de un episodio de covid. Se estima que afecta a alrededor del diez por ciento de las personas, con síntomas que varían en extensión y gravedad. Teniendo en cuenta que los tiempos de recuperación de infecciones como la gripe y la neumonía pueden durar varios meses, no parece sorprendente que muchas personas no se sientan al cien por cien cuatro semanas después del covid. Tras doce semanas, sin embargo, la mayoría de las personas sí se sienten mejor, aunque sigue habiendo una proporción —de la que probablemente el lector forma parte— que sigue aquejada de síntomas que restringen las actividades corrientes y cotidianas. Es difícil calibrar el porcentaje exacto de personas que sufren los síntomas del covid a largo plazo a causa de los diferentes modos en que se recoge la información, pero está claro que el covid persistente aqueja a una cantidad enorme de personas, con cientos de miles de afectados solamente en el Reino Unido.*

Los síntomas del covid persistente son diversos. La fatiga es el síntoma más frecuente, pero otras afectaciones comunes son la dificultad para respirar, los problemas cognitivos —como el deterioro de la memoria y la falta de concentración—, dolor en el pecho y el resto del cuerpo, mareos, palpitaciones y deterioro persistente del sentido del olfato, entre otros. Curiosamente, la gravedad de la infección inicial no parece estar relacionada con una mayor probabilidad de desarrollar covid persistente. De hecho, muchas personas con covid persistente tuvieron una infección relativamente leve.

El covid persistente es ahora una complicación reconocida del covid-19. Sin embargo, su aparición tomó por sorpresa a muchos profesionales sanitarios. En los primeros momentos de la pandemia, el personal sanitario se centró en prevenir la propagación del virus, así como en tratar la infección y salvar el mayor número de vidas posible. No fue hasta meses después del inicio de la pandemia —demasiados meses después, en opinión de algunos para quien esta demora había resultado frustrante— cuando las implicaciones para la salud pública del covid persistente se volvieron manifiestas.

* Oficina de Estadísticas Nacionales sobre la Prevalencia de los síntomas continuos tras el Covid-19 en el Reino Unido. https://www.ons. gov.uk/peoplepopulationandcommunity/healthandsocialcare/conditionsanddiseases

En retrospectiva, la aparición del covid persistente era bastante predecible por dos razones:

1. Los virus son desencadenantes reconocidos de síndromes de fatiga crónica postviral (casi dos tercios de los pacientes afirman haber padecido una enfermedad infecciosa antes de desarrollar encefalomielitis miálgica/síndrome de fatiga crónica (EM/SFC)).
2. Otras pandemias víricas, como la gripe —podemos remontarnos a la gripe española de 1918— y el SARS —en 2003, causado por un coronavirus similar (SARS-CoV)—, han provocado a largo plazo problemas de salud similares a los del covid persistente, entre los que se incluyen fatiga, dolores corporales y problemas cognitivos.

¿Qué es el covid persistente?

El diagnóstico de covid persistente se realiza sobre la base de los síntomas «típicos» después de haber excluido otras posibles causas. No hay dos casos iguales de covid persistente. Mientras que ciertas personas pueden tener uno o dos de los síntomas principales, otras experimentan múltiples problemas al mismo tiempo. Los síntomas pueden ser tanto leves como graves y a menudo van y vienen con el tiempo, de forma que pueden surgir nuevos síntomas mientras otros se desvanecen. Algunos síntomas parecen presentarse en conjunto, mientras que otros surgen de manera independiente y de improviso. El Instituto Nacional de Investigación Sanitaria del Reino Unido (NIHR) ha registrado más de 205 síntomas, aunque puede que existan muchos más.

> «Mis síntomas están relacionados entre sí. Claramente, los peores son los síntomas neuropsiquiátricos, como dolor de cabeza, mareo, insomnio, ansiedad y niebla mental».

Los propios pacientes acuñaron el término «covid persistente» antes de que la profesión médica reconociera plenamente la afección. A día de hoy, sigue siendo el término más utilizado, tanto por el público como por la comunidad médica, y es el nombre usado a lo largo de este libro. Sin embargo, actualmente hay definiciones más formales en uso. En el Reino Unido, se considera que las personas que muestran síntomas después de doce semanas padecen «síndrome postcovid-19». El término ha sido acuñado por el Instituto Nacional de Excelencia Clínica (NICE, por sus siglas en inglés) y se describe como:

> Presencia de síntomas después de doce semanas que no se explican por otro diagnóstico. Los síntomas suelen aparecer en determinados conjuntos, y a menudo concurren varios de estos conjuntos; los síntomas pueden fluctuar y afectar a cualquier sistema del cuerpo.[*]

Recientemente, con el consenso de los expertos —y multitud de grupos en defensa de los pacientes—, la Organización Mundial de la Salud (OMS) ha denominado oficialmente el covid persistente como «afección posterior al covid-19» (PCC, *Post-Covid Condition,* por sus siglas en inglés). Esta definición amplía la anterior, ya que recoge los principales síntomas y reconoce el impacto que tiene en la vida diaria de los pacientes, pero por lo demás es muy similar:

> La afección posterior al covid-19 se define como la enfermedad que contraen personas con antecedentes de infección probable o confirmada por

[*] NICE (2021) «Directriz rápida sobre el Corid-19 para la gestión de los efectos a largo plazo del Covid-19». https://www.nice.org.uk/guidance/ng188/resources/covid19-rapid-guideline-managing. the-persistenterm-effects-of-covid19-pdf-51035515742

el SARS-CoV-2; normalmente en los tres meses siguientes al inicio del covid-19, con síntomas y efectos que duran al menos dos meses y que no se explican por un diagnóstico alternativo. Los síntomas más comunes son la fatiga, la dificultad respiratoria y la disfunción cognitiva, pero también otros que generalmente afectan la rutina cotidiana. Los síntomas pueden ser de nueva aparición tras la recuperación inicial de un episodio agudo de covid-19, o persistir desde la enfermedad inicial. Los síntomas también pueden fluctuar o recaer con el tiempo. En el caso de los niños, es posible que se requiera una formulación aparte.[*]

Otros términos son «síndrome de covid-19 postagudo» (PACS, *Post-Acute Covid-19 Syndrome,* por sus siglas inglesas) y «secuelas de covid-19 postagudas» (PASC, *Post-Acute Sequelae of Covid-19,* por sus siglas inglesas), término algo más difícil de recordar. Todos los nombres se refieren a la misma afección.

¿Qué causa los síntomas del covid persistente?

La verdad es que todavía no conocemos la respuesta.

Lo que sí sabemos es que el covid persistente no lo causa un único problema o anomalía y las razones por las que las personas siguen experimentando síntomas meses después de desarrollar covid son muy diferentes. Algunas de estas razones son más sencillas de entender que otras, sobre todo si la persona en cuestión se encontraba gravemente enferma durante la infección y tuvo que ser hospitalizada.

[*] Organización Mundial de la Salud (2021): «Una definición de caso clínico de la condición post Covid-19 mediante un consenso Delphi». https://www.who.int/publications/i/item/WHO-2019-nCoV-Post_COVID-19_condition-Clinical_case_definition-2021.1

El covid persistente después de la hospitalización

Sabemos que los síntomas a largo plazo no son infrecuentes después de una enfermedad. Por ejemplo, las estancias prolongadas en cuidados intensivos están asociadas con una pérdida generalizada de masa muscular, y a menudo conllevan una debilidad persistente. Después de una enfermedad grave pueden producirse problemas cognitivos, dependiendo del impacto de la enfermedad en sí misma, así como del tratamiento que ha salvado la vida del paciente. Debido a los problemas respiratorios que pueden derivar de haber padecido neumonía severa durante el covid, retomar la actividad física también puede resultar más difícil. Como es lógico, después de una enfermedad potencialmente mortal, las personas corren mayor riesgo de sufrir problemas psicológicos, como ansiedad o trastorno de estrés postraumático, debido a las angustiosas experiencias por las que han pasado. La hospitalización de pacientes con covid suele estar asociada a una infección más grave. En estos casos, se puede decir que los síntomas persistentes son, por tanto, esperados. Un amplio estudio realizado en Wuhan (China) señaló que la mayoría de personas dadas de alta del hospital tenían al menos un síntoma persistente a los seis meses. Los síntomas más comunes fueron fatiga, debilidad muscular y alteraciones del sueño (la tabla 1 ofrece la lista completa de síntomas).

Aunque la gravedad de la infección puede explicar la persistencia de algunos síntomas, en ningún caso lo explica todo. El estudio de Wuhan, por ejemplo, demostró que incluso las personas que sufrieron covid de forma leve y fueron ingresadas en el hospital —pero que no recibieron oxigenoterapia o llegaron a pasar a cuidados intensivos— informaron de la persistencia de los síntomas con tanta frecuencia como los pacientes que estaban gravemente enfermos.

El covid persistente después de una infección leve

El covid persistente después de una infección leve sigue siendo poco conocido. Los investigadores han señalado factores de riesgo que sugieren que algunos grupos de personas son más susceptibles de sufrir secuelas a largo plazo, pero no explican por qué hay personas del mismo sexo, origen y estado de salud que se recuperan completamente, mientras que otras luchan con estos síntomas meses después de haber enfermado.

Síntoma	Porcentaje de personas afectadas tras seis meses
Fatiga	63 %
Falta de aliento al hacer ejercicio*	26 %
Dificultades para dormir	26 %
Pérdida de cabello	22 %
Alteración del olfato	11 %
Palpitaciones	9 %
Dolor en las articulaciones	9 %
Disminución del apetito	8 %
Alteración del gusto	7 %
Mareos	6 %
Diarrea o vómitos	5 %
Dolor en el pecho	5 %
Dolor de garganta o dificultad para tragar	4 %

Tabla 1: Lista de los síntomas más comunes comunicados por 1733 personas seis meses después de recibir el alta hospitalaria tras el tratamiento por covid-19. (Huang *et al.*, *The Lancet* 397 (10270), enero de 2021, pp. 220-232).

* Resultados basados en una puntuación de disnea denominada escala de disnea modificada del Consejo de Investigación Médica (mMRC).

Tampoco está claro el motivo por el que los síntomas pueden evolucionar y cambiar con el tiempo. En la clínica a menudo conocemos historias de personas que parecen haber mejorado, que incluso han vuelto al trabajo y a hacer ejercicio, y que vuelven a recaer en los síntomas del covid persistente semanas o meses después. Este fenómeno es lo bastante común como para que se haya recogido en la definición que la Organización Mundial de la Salud hace de la afección (ver arriba). Además, haciéndose eco de nuestra experiencia, una encuesta realizada en el Reino Unido señala que tres cuartas partes de las personas con covid persistente desarrollan con el tiempo síntomas que no estaban presentes ni eran perceptibles durante su enfermedad inicial.

> «El covid persistente parece una maldición. Tu cuerpo y tu cerebro funcionan mal de mil formas diferentes y en distintos días, es tan imprevisible como inquietante. En los días buenos dudas de ti mismo; en los malos, dudas de todo. La enfermedad es caprichosa y perversa, y no conoce límites».

Está claro que las razones que explican la persistencia de los síntomas en pacientes con una enfermedad leve son menos sencillas, lo que plantea más preguntas que respuestas tanto para las personas que sufren el covid persistente como para los profesionales médicos.

A pesar de la incertidumbre que rodea a esta enfermedad, hoy en día se están investigando varias teorías sobre el covid persistente. Entre ellas, y sin pretender ser exhaustivos, encontramos:

- **El desencadenamiento de un proceso de enfermedad autoinmune.** Una enfermedad autoinmune se produce cuando el sistema inmunitario se comporta de forma anormal y reconoce ciertas células y tejidos del cuerpo como «extraños» y los ataca. Algunos ejemplos son la artritis reumatoide y el lupus eritematoso sistémico.

- **Inflamación persistente de bajo nivel.** Una inflamación que continúa semanas o incluso meses después de haber padecido el covid. Una hipótesis es que esta inflamación de bajo nivel puede deberse a la persistencia del virus o material viral en una concentración que no han detectado las pruebas convencionales.

- **Daños neurológicos inducidos por el covid.** Algunas personas aquejadas de covid persistente refieren síntomas que dan a entender que hay partes del sistema nervioso que podrían estar funcionando mal. Una frecuencia cardíaca demasiado rápida después de poco esfuerzo, por ejemplo, sugiere una alteración del sistema nervioso autónomo, la parte del sistema nervioso responsable de controlar las funciones involuntarias. La causa de estos problemas todavía se desconoce, pero se trata de un fenómeno reconocido en otras infecciones víricas.

- **Daños multiorgánicos.** Los estudios que utilizan resonancias magnéticas de cuerpo entero han descubierto, en muchas personas que han tenido covid, anomalías persistentes en diferentes órganos meses después de la infección inicial. La explicación para este fenómeno se desconoce, pero una posibilidad es que el daño lo cause la inflamación o la presencia de pequeños coágulos (microcoágulos) dentro de los vasos sanguíneos que circulan por los órganos afectados. Lo que no se ha establecido, sin embargo, es una relación clara entre estos hallazgos en las resonancias magnéticas y la presencia de síntomas.

Síntomas comunes del covid persistente

Las personas que padecen covid persistente han descrito más de doscientos síntomas, aunque los enfermos señalan algunos con mayor frecuencia. Según nuestra experiencia, la fatiga, la niebla mental y la dificultad para respirar son los síntomas más comunes en las personas que vemos en nuestra clínica.

Hormigueo

Dolor de cabeza

Cambios en cabello y uñas

Fatiga

Pérdida del olfato

Dolor en pecho y cuerpo

Mareos

Acúfenos   Tos   Falta de aliento

Palpitaciones   Fiebre

Ansiedad

Niebla cerebral   Dolor de garganta

Alteraciones del sueño

Ánimo decaído

Erupciones cutáneas

Alteraciones gastrointestinales

Veamos ahora los síntomas más comunes del covid persistente. En el resto del libro aportaremos consejos prácticos sobre cómo manejar estos síntomas y cada capítulo está dedicado a un síntoma clave. La lista de síntomas que figura a continuación no es exhaustiva, pero esperamos que ofrezca una visión general de algunos de los problemas más comunes que vemos en la Clínica de Covid Persistente y que el lector podría padecer.

Fatiga

> «La fatiga es una descripción inútil del agotamiento existencial que sentí cada día durante al menos un año. Una batería sin energía a la que el sueño esquivaba. Como si tuviera a la vez *jet lag* y la peor resaca de mi vida. Cada día y cada noche».

La fatiga puede ser un síntoma incapacitante; la mayoría de las personas con covid persistente la sufren —hasta el ochenta por ciento, según algunas encuestas—. Las definiciones de fatiga son variadas, pero en el caso del covid persistente, las personas suelen describir una pérdida abrumadora de energía y una sensación de agotamiento físico y mental extremo. Aunque la fatiga es una sensación normal después de hacer ejercicio o de un día duro de trabajo, la asociada al covid persistente puede ser despiadada y hacer que una tarea antes trivial se vuelva imposible. Muchas personas que padecen covid persistente descubren que su fatiga y otros síntomas empeoran significativamente después de una actividad que requiere esfuerzo físico. Esto se conoce como malestar postesfuerzo (MPE).

Hay muchas causas para la fatiga, y las personas pueden sentirse cansadas por más de una razón. Las enfermedades crónicas, la mala calidad del sueño, la reducción del esfuerzo físico, la anemia y la depresión son algunas causas comunes. En la tabla 2 se ofrece una lista de otras causas comunes.

La fatiga puede tener un impacto devastador en todos los aspectos de la vida. Puede afectar a la capacidad de uno para desempeñar un trabajo, impedir que se disfruten las actividades de ocio, o incluso limitar la capacidad para llevar a cabo actividades tan sencillas como darse una ducha o vestirse. Este impacto también perjudica la vida del paciente en otros aspectos, como las relaciones, la vida familiar y la situación financiera. Los más afectados pueden tener dificultades para cuidar de sí mismos, a sus hijos u otras personas dependientes. La fatiga puede repercutir en el estado de ánimo y bienestar de una persona, de modo que, como es lógico, se puede llegar a desarrollar un trastorno de depresión o ansiedad. En el capítulo 2 el lector encontrará consejos prácticos para controlar la fatiga y mantener la energía. Volver a hacer ejercicio puede ser particularmente difícil para quienes sufren malestar postesfuerzo. En el capítulo 3 se proporciona una guía para ayudar a lidiar con esto.

Síndromes postvirales (incluidos el covid persistente, fiebre glandular)
Sueño deficiente
Medicamentos (en especial algunos antihistamínicos, betabloqueantes, antidepresivos y analgésicos como la morfina)
Consumo de sustancias (incluidos cafeína, alcohol, marihuana)
Ansiedad, depresión y trastorno de estrés postraumático
Afecciones reumatológicas, como fibromialgia, lupus eritematoso sistémico, artritis reumatoide
Enfermedad endocrina (sobre todo hipotiroidismo)
Anemia
Enfermedades crónicas, incluidas las que afectan al corazón, los pulmones, el hígado, los riñones y el sistema nervioso

Tabla 2: Causas comunes de fatiga que pueden tenerse en cuenta al evaluar clínicamente a las personas de covid persistente.

«Mis peores momentos: a principios de la afección, me desplomé, temblando, y me llevaron a urgencias en una ambulancia. Un año después, no tenía la energía suficiente para salir de casa. Antes corría maratones, pero sufrí una recaída durante un paseo de setecientos metros».

Problemas de memoria y cognición («niebla mental»)
Los problemas cognitivos son frecuentes después de una enfermedad grave. Las personas ingresadas en cuidados intensivos son especialmente susceptibles. De hecho, se usa el concepto «síndrome postcuidados intensivos» (PICS, *Post-Intensive Care Syndrome,* por sus siglas en inglés) para describir los problemas de salud que la gente puede padecer tras dejar cuidados intensivos. Este síndrome incluye problemas de me-

moria y atención y dificultades a la hora de resolver problemas y tareas complejas.

Sin embargo, muchas de las personas afectadas por covid persistente tuvieron en un principio una enfermedad más bien leve. Así pues, es probable que los problemas cognitivos se expliquen por una razón distinta, lo que se está investigando actualmente de forma activa. Los síntomas de niebla mental están relacionados con problemas de memoria, de atención y del procesamiento de información. Las personas que vemos en la clínica hablan de cierta lentitud de pensamiento, de olvidos y de la dificultad para encontrar la palabra adecuada. La niebla mental y la fatiga suelen ir de la mano, y son pocas las personas que informan de un síntoma y carecen del otro. En los capítulos 2 y 8 se proporcionan estrategias prácticas para ayudar a lidiar con la niebla mental.

> «La niebla mental es un poco como una privación de sueño extrema —ten en cuenta que la privación del sueño es literalmente una técnica de tortura—, pero no puedes echarte a dormir y recuperarte de la niebla mental. Es como estar perdido en la niebla y percibir formas oscuras...».

Falta de aire

El término médico para la falta de aire es la disnea. Consiste en una dificultad o incomodidad para respirar, aunque la gente describe la sensación de muchas maneras. Las descripciones más comunes incluyen:

- Una sensación de opresión en el pecho.
- Tener que esforzarse para tomar aire.
- Dificultad para respirar o inspirar profundamente.
- Una sensación consciente de tener que recordar cómo respirar.
- Sensación de no estar recibiendo suficiente oxígeno.

«Los pulmones arden y parecen llenos de harina, por lo que es imposible que puedas hacer o sentir una respiración completa. Durante seis meses completos. Nunca jamás olvidaré esa sensación de asfixia. Cada día y cada noche».

Cuando se hace mucho ejercicio, respirar más fuerte y rápido se considera una respuesta fisiológica normal. De hecho, haciendo un cierto nivel de ejercicio, todo el mundo se sentirá sin aliento en cierto punto, ya que el aumento de la frecuencia respiratoria hace que el cuerpo necesite más oxígeno. Pero cuando uno se queda sin aliento mientras se realizan actividades que antes se llevaban a cabo con facilidad, o descubre que su rutina diaria se ve limitada por las dificultades respiratorias, esto se convierte en un problema. Experimentar falta de aire puede causar una creciente —y más que comprensible— preocupación y ansiedad. La disnea que uno siente de improviso o cuando se descansa puede preocuparnos especialmente.

Cuando hablamos de covid persistente, la dificultad para respirar es un síntoma frecuente. Es común que los pacientes experimenten cierto grado de dificultad para respirar cuando padecen covid, pero normalmente esto se resuelve en unas semanas. Sin embargo, cuando se trata de covid persistente, es posible que los pacientes descubran que la respiración no ha mejorado; quizá parecía haber mejorado, o incluso nunca había sido un problema, pero, ahora, semanas o meses después, se ha convertido en uno. Este puede ser el síntoma principal y, algunos días, caminar de una habitación a otra o subir las escaleras puede resultar difícil. Por otro lado, la dificultad para respirar puede ser un problema relativamente menor que aparece y desaparece por oleadas, mientras que otros síntomas, como la fatiga y la niebla mental, son más problemáticos.

También vale la pena recordar que el ejercicio puede resultar más difícil cuando uno está cansado o falto de sueño. Lo mismo se aplica para el covid persistente. Muchas personas describen las dificultades que sienten para respirar cuando su nivel de fatiga empeora, y separar ambos síntomas puede ser complicado.

Cuando en la clínica vemos a alguien con disnea, estudiamos su historial y hacemos un análisis meticuloso —cuando es necesario— para determinar las posibles causas y decidir el tratamiento, teniendo en cuenta si son necesarias otro tipo de investigaciones.

Según nuestra experiencia, las personas que vemos en la clínica y que no ingresaron en el hospital a causa del covid rara vez experimentan daño pulmonar o cardíaco, y las pruebas estándar suelen ser normales. Aunque hay enfermedades de las vías respiratorias como el asma que a veces pueden empeorar después del covid, para la mayoría de las personas esto no explica los problemas respiratorios. Es cierto que todavía nos queda mucho por aprender sobre las causas de la falta de aliento, pero sabemos que muchas personas desarrollan un patrón respiratorio anómalo (denominado «trastorno del patrón respiratorio») después del covid, y esto parece aumentar los síntomas de falta de aire. Se puede consultar el capítulo 3 para conocer algunas formas prácticas de ayudar a controlar la disnea.

Por otro lado, si el paciente estuvo ingresado en el hospital con neumonía por covid, y, sobre todo, si estuvo muy enfermo y necesitó cuidados intensivos, las pruebas de seguimiento podrían revelar que sufre algunas anomalías pulmonares persistentes. Los tipos de pruebas que pueden realizarse a las personas con disnea postcovid se enumeran en el apéndice 3, al final del libro.

Tos

La tos es un síntoma clásico del covid y suele continuar varias semanas después, aunque en algunas personas puede durar más. La tos postviral después de una infección de las vías respiratorias superiores —incluso después de un resfriado, gripe o covid— es común. Sin embargo, si la tos persiste más de ocho semanas, es necesario que el paciente vea a un profesional sanitario para buscar causas alternativas. Puede que sea necesario hacer una radiografía del pecho y, dependiendo de la naturaleza de la tos, se deberían hacer pruebas adicionales como la espirometría o las pruebas de función pulmonar (para más información sobre esto, véase el apéndice 3). En el capítulo 3 pueden consultarse diferentes consejos para ayudar a autogestionar la tos crónica después del covid (una vez se han examinado o tratado otras causas).

Trastorno del sueño

El trastorno del sueño es uno de los síntomas más comunes del covid persistente. Durante las primeras fases de la enfermedad, muchas personas descubren que necesitan dormir más, lo cual es una respuesta fisiológica normal a la infección. Dormir demasiado tiempo puede ser un problema, pero lo más habitual es que las personas que padecen covid persistente tengan que lidiar con el problema contrario. Los pacientes afirman tener dificultades para conciliar el sueño por la noche o para quedarse dormidos, y el sueño suele ser fragmentado y poco reparador. Pueden producirse sueños vívidos o pesadillas, sobre todo en aquellos pacientes que estuvieron en estado crítico durante su enfermedad aguda. En el capítulo 4 se proponen formas para ayudar con las alteraciones del sueño debidas al covid persistente.

Ánimo decaído y ansiedad

Muchas personas —entre las que el lector seguramente se incluya— estaban sanas y en forma antes de desarrollar covid persistente, y tenían pocos problemas médicos preexistentes. Es posible que se tuviera una vida laboral y doméstica ajetreada, manteniendo un sabio equilibrio entre ambas. Los síntomas del covid persistente pueden empeorar de tal manera que incluso las actividades diarias básicas se vuelven difíciles o imposibles. Actividades agradables como la socialización y el ejercicio son impensables debido a la acción incapacitante de la fatiga y otros síntomas. El trabajo también puede verse afectado, y es posible que el paciente no haya podido volver a tener un horario normal o incluso trabajar.

El impacto que todo esto tiene en la confianza y la autoestima de una persona es enorme. Esto, unido a la reducción de las interacciones sociales y a la impresión general de que los demás no entienden la situación del enfermo, puede provocar una sensación de aislamiento o soledad. El estrés también puede desempeñar un papel importante y la comprensible frustración por no mejorar puede retroalimentar negativamente estos síntomas y dificultar la recuperación. Estos problemas, así como muchos otros inducidos por el covid persistente, pueden provocar un bajo estado de ánimo, que puede incluso llegar a convertirse en ansiedad o depresión. El impacto del covid persistente en el ámbito psicológico se detalla en el capítulo 6.

«La palabra fatiga no hace justicia a la experiencia. La fatiga provoca que tú seas menos tú. Simplemente no puedes salir de la cama. Esto no es algo psicológico —aunque la fatiga puede causar depresión—. Tu cuerpo, físicamente, no tiene la energía necesaria».

Pérdida del sentido del olfato

«Durante los seis meses después de salir del hospital, no pude dejar de percibir el mismo olor. Era repugnante, olía como algo pudriéndose, y no desaparecía. Me hacía perder el apetito, y comer era una verdadera lucha. Luego se fue como si nada, no recuerdo con qué rapidez, pero mi gusto y el olfato por fin han vuelto a la normalidad. Qué alivio…».

La pérdida del sentido del olfato se produce aproximadamente en la mitad de las personas que padecen un caso agudo de covid. En la mayoría de las personas, este sentido se recupera con relativa rapidez tras la infección inicial. Sin embargo, los datos de los pacientes del Reino Unido han mostrado que casi una décima parte experimentan una pérdida continua del olfato varias semanas después de la infección inicial. En un porcentaje menor, este problema puede persistir durante meses, con una recuperación lenta y en ocasiones incompleta. El sentido del olfato es el responsable de captar muchos de los sabores de los alimentos que tomamos, por lo que también afecta a nuestro sentido del gusto, y esto repercute tanto en el apetito como en el disfrute de la comida. El deterioro del olfato puede reducir significativamente la calidad de vida. Muchas personas de nuestra clínica han declarado que este es uno de los peores síntomas.

Existen diferentes tipos de problemas olfativos que se pueden producir tras el covid. Algunas personas sienten que su sentido del olfato se ve reducido (hiposmia), mientras que otras afirman que los olores están alterados y son a menudo desagradables (parosmia). Con menos frecuencia, otros pacientes informan de un olor de fondo constante que suele ser desagradable y que se cree que es de origen cerebral (fantosmia). Los olores más recurrentes son el de papel quemado, la gasolina y el humo de los cigarrillos. La alteración del sentido del olfato y las distintas formas de ayudar a recuperarlo se tratan en detalle en el capítulo 7.

Dolores en el pecho

Los dolores en el pecho son comunes en el covid persistente y pueden experimentarse de muchas maneras. Algunos pacientes describen un «ardor en los pulmones» mientras que, para otros, el dolor se centra en una zona específica del pecho, ya sea entre los omóplatos, alrededor del corazón o en un costado. Los dolores pueden desplazarse por el pecho y cambiar. El enfermo puede experimentar más de un tipo de dolor a la vez. Los dolores pueden ser agudos, sordos, tensos u opresivos. Pueden aparecer gradualmente o de forma repentina, interrumpiendo a las personas en su quehacer. Los dolores en el pecho pueden ser más intensos cuando otros síntomas como la fatiga y la falta de aire son también problemáticos.

Es importante realizar una evaluación médica para descartar que se trate de una afección cardíaca o afecciones pulmonares. Sin embargo, estas rara vez aparecen en los enfermos que no han sido hospitalizados por covid, lo que es un hecho tranquilizador. En ocasiones la descripción de los dolores en el pecho nos permite averiguar el origen del dolor —por ejemplo, un problema musculoesquelético que afecta a los músculos, huesos o tendones, o una inflamación del revestimiento del pulmón—. Sin embargo, lo más habitual es que el origen de estos dolores sea incierto y las investigaciones no consigan encontrar una respuesta. En el capítulo 8 se dan consejos útiles para lidiar con los dolores de pecho.

Palpitaciones/frecuencia cardíaca acelerada
Muchas personas que sufren covid persistente notan que son más conscientes de los latidos de su corazón —a menudo conocidos con el nombre de palpitaciones— junto con la sensación de que su corazón está acelerado —un fenómeno denominado taquicardia—. Esta taquicardia suele producirse al ponerse en pie, de manera que los pacientes la asocian a mareos. Estos síntomas no son exclusivos del covid persistente y son algo que vemos después de otras infecciones virales. Un rápido examen al corazón mediante un electrocardiograma (ECG) puede confirmar una frecuencia cardíaca rápida, pero rara vez desvela otras anomalías. Las palpitaciones son algo muy desagradable y pueden causar una considerable ansiedad. Con el tiempo, hemos podido confirmar que las palpitaciones que se experimentan con el covid persistente casi nunca son peligrosas. El capítulo 8 trata sobre la naturaleza y cómo tratar en la práctica las palpitaciones.

Mareos

Los síntomas de mareo, vértigo y falta de equilibrio suelen desaparecer durante el período de recuperación en las semanas siguientes a la infección, pero, para los pacientes con covid persistente, el mareo puede ser un problema que va y viene. Todavía se desconocen las razones por las que esto ocurre y, en algunos casos, puede haber más de una explicación. Aunque estos síntomas pueden ser desagradables, es raro que indiquen un problema médico grave. El capítulo 8 ofrece información para ayudar a autogestionar los mareos y los problemas de equilibrio después de haber padecido covid.

Problemas gastrointestinales

Muchos pacientes han señalado la existencia de síntomas gastrointestinales como diarrea, estreñimiento, hinchazón y náuseas. La causa de estos síntomas sigue sin tener explicación, pero en cada caso se necesita una valoración médica. Si el paciente ya ha descartado otras posibles explicaciones para estos síntomas, en el capítulo 8 hay medidas prácticas que puede tomar para ayudar a reducir el impacto de estos problemas.

Cambios en el cabello, las uñas y la piel

Los cambios en el pelo, las uñas y la piel son bastante comunes después del covid. Concretamente, después de una temporada en el hospital, muchas personas informan de pérdida de cabello y de cambios en las uñas. Estos síntomas son un fenómeno reconocido tras una enfermedad aguda y se analizan con más detalle en el capítulo 8.

Fiebre

La fiebre intermitente es un síntoma reconocido del covid persistente y puede perdurar hasta muchos meses después de la infección inicial. Sin embargo, es importante tener en cuenta que la fiebre causada por el covid persistente es un diagnóstico por exclusión, lo que significa que primero hay que descartar otras causas. Por lo tanto, se recomienda una evaluación médica, con exámenes específicos que incluyan análisis de sangre, análisis de orina, radiografías e, incluso, otras pruebas más específicas. Cuando no se ha encontrado ninguna otra causa, una fiebre provocada por el covid persistente suele remitir a lo largo de varios meses, aunque en ocasiones puede continuar a lo largo de más de un año.

La evaluación clínica del covid persistente

A medida que aprendemos más sobre el covid persistente, la forma de evaluar y atender a los pacientes en los centros especializados sigue cambiando. Ahora reconocemos mejor los síntomas principales y muchos de los menos frecuentes. También nos hemos dado cuenta de que a menudo no se necesitan análisis detallados para confirmar el diagnóstico y de que unas simples pruebas de detección pueden ser suficientes. Una de las tareas clave de los médicos de la Clínica de Covid Persistente es estudiar cuidadosamente el historial clínico de un paciente y considerar causas alternativas o adicionales para sus síntomas. En el apéndice 3 se enumeran algunas de las posibles pruebas que seguramente se planteen al paciente si acude a un centro médico o una clínica de covid persistente.

Que el paciente necesite o no un análisis especializado depende en gran medida de los síntomas y del impacto que la enfermedad tenga en su vida. Si los síntomas que se experimentan tras el covid son los típicos del covid persistente y son relativamente leves, es posible que la enfermedad pueda autogestionarse en casa. De hecho, con el tiempo, una importante cantidad de personas mejoran por sí mismas, sin necesidad de ayuda profesional.

Aunque hay una urgente necesidad de comprender los factores biológicos que desencadenan el covid persistente, para poder desarrollar mejores tratamientos, sabemos que las estrategias de rehabilitación y tratamiento —muchas de las cuales se adaptaron de otras enfermedades crónicas—, han demostrado ser herramientas esenciales para que los pacientes puedan recuperarse por completo. Gran parte del trabajo que realizamos en la Clínica de Covid Persistente se basa en dotar a las personas de los conocimientos, las habilidades y las estrategias que les ayuden a gestionar mejor su enfermedad. La gente sí se recupera del covid persistente y hay luz al final del túnel. Este libro es la culminación del trabajo que realizamos en la clínica y nuestro objetivo con ello es ofrecer al paciente consejos prácticos para que siga avanzando hacia su propia recuperación.

«El covid persistente es un viaje aterrador y solitario. Nunca me he sentido tan vulnerable; me sentaba en la esquina de mi cama y lloraba más de lo que nunca he llorado en mi vida. Síntomas horribles, sin respuestas, sin cura. Es un demonio con forma de virus.

Pero, y es un pero, estoy mejorando. Va lento, pero voy mejorando. Hay aspectos positivos. Conozco mejor mi cuerpo. Mi vida se ha detenido. He conocido a muchos luchadores y supervivientes y a personas inspiradoras. Y estoy mejorando.

Ahora estoy mucho mejor. No he tenido ningún síntoma en seis semanas. ¿Qué significa eso? Bueno, para mí, es algo maravilloso. Parece un milagro. No obstante, por lo demás, no significa nada. Eso no significa que se pueda ignorar el covid persistente».

Resumen

- El covid persistente es una afección compleja que puede afectar a cualquier persona independientemente de la edad y el sexo, tanto si ha sufrido una infección grave como leve de covid.

- Los síntomas son variados y fluctúan con el tiempo, pero la fatiga, la niebla mental y la falta de aliento son los problemas más comunes.

- Aunque la evaluación clínica de la enfermedad en los servicios médicos especializados es útil para confirmar el diagnóstico y ayudar con las estrategias de rehabilitación, no siempre es necesaria.

- Todavía tenemos mucho que aprender sobre las causas del covid persistente. A medida que comprendamos mejor su base biológica, se podrán crear tratamientos específicos y basados en la evidencia.

- Al igual que ocurre con todas las enfermedades crónicas, uno de los puntos clave a la hora de gestionar el covid persistente es proporcionar al paciente consejos prácticos, estrategias y técnicas para ayudarlo a controlar sus síntomas y dar tiempo a su cuerpo para que se recupere.

Capítulo 2

Gestionar la fatiga

En este capítulo explicaremos los procesos de gestión de la fatiga que solemos utilizar con los pacientes que acuden a la Clínica de Covid Persistente. Las estrategias están diseñadas para ayudar al paciente a comprender su propia fatiga, lo que le ayudará a gestionar su energía y realizar las actividades cotidianas, así como a hacer su vida más fácil y guiarse en su recuperación.

¿Qué es la fatiga?

La fatiga puede ser un síntoma difícil de describir. Puede ser incluso más difícil de entender para quienes no la sienten o nunca la han experimentado.

Las personas que luchan contra la fatiga crónica habitualmente dicen que, cuando intentan hablar sobre su fatiga, la respuesta que obtienen de los demás suele ser más o menos algo como «Ah, ya, yo también me canso» o «Creo que tengo de eso, ja, ja, ja».

Los pacientes con fatiga crónica suelen describirla como una sensación de pesadez o como la impresión de tener que atravesar un río de cemento en el que se está metido hasta la cintura. Otros dicen que es como vivir con gripe todos los días. Y, sin embargo, esto puede no hacer justicia a la extrema debilidad que la fatiga puede provocar.

> «La fatiga era insoportable. La gente que me veía decía que parecía estar bien, pero por dentro estaba exhausta y me sentía muy mal. No podía completar la jornada laboral, y sentía que no rendía. Acababa cayendo rendida en la cama justo después del trabajo, y al día siguiente hacía exactamente lo mismo».

Todo el mundo se siente cansado al final del día, o quizá después de hacer ejercicio o tras una noche agitada. Normalmente, este cansancio desaparece con una buena noche de sueño, media hora con los pies en alto y una taza de té, o simplemente con un par de días a un ritmo más lento.

La fatiga, sin embargo, va más allá del cansancio normal y no se trata solamente de una sensación física, sino también de algo cognitivo (mental). Es persistente (crónico), de forma que no desaparece, por mucho que uno descanse o duerma. Puede ser debilitante, tanto como para interferir de forma significativa en las actividades cotidianas. Si uno tiene fatiga, no solamente se siente agotado o cansado, sino realmente enfermo.

Es importante recordar que la fatiga es un síntoma muy común después de una afección y que puede persistir durante varias semanas mientras el cuerpo se recupera. Sin embargo, en ocasiones puede durar varios meses.

Aunque hay medicamentos específicos disponibles para tratar la fatiga, se pueden hacer muchas otras cosas para ayudar a manejar los niveles de energía y contribuir a la completa recuperación del cuerpo. Sin embargo, esto significa que, durante una temporada, el paciente deberá hacer las cosas de forma un tanto diferente a como las hacía antes.

«La clave ha sido aprender a hacer las cosas de forma diferente, marcar el ritmo y ver cómo iba mejorando cada semana o cada mes y no compararme con mi yo de antes del covid. Normalmente he llevado bien los resfriados y los virus parecidos a la gripe, lidiando con ellos como podía y asumiendo que, antes o después, acabarían por pasar. Con el covid, aprendí por las malas que esto no era posible, ya que implicaba una recaída y que volvieran otros síntomas, concretamente la fatiga y la falta de aire».

Un síntoma familiar

Aunque todavía estamos intentando comprender el covid persistente, sí sabemos bastante sobre la fatiga. La fatiga es un síntoma de muchas otras enfermedades; las personas que padecen esclerosis múltiple, Parkinson, hipotiroidismo y, por supuesto, encefalomielitis miálgica/síndrome de fatiga crónica (EM/SFC) experimentan la fatiga como uno de sus principales síntomas. La fatiga también se observa con frecuencia en pacientes que se recuperan de una afección, una cirugía o episodios médicos significativos, como un ataque al corazón o una apoplejía.

Los enfoques centrados en gestionar la energía que se explican en este capítulo se utilizan en todos esos casos y proporcionan técnicas que el paciente puede adoptar para recuperarse del covid persistente.

«Lo importante es recordar que la manera en que te sientes ahora no es permanente. Con el tiempo, las cosas se vuelven más fáciles. He descubierto que celebrar las pequeñas victorias de cada día me ayuda mucho a mantenerme motivado, por muy pequeñas que fueran. La clave es mantenerse en el presente, en el momento. No te preocupes por cómo te sentirás mañana o dentro de tres horas, tan solo concéntrate en el momento en que te encuentras y en qué significa para tu recuperación».

¿Qué ocurre con la energía del paciente?

Debemos pensar en la fatiga como la batería de un teléfono móvil. A causa del covid persistente, la batería es mucho más pequeña de lo que era y está en muy mal estado. Antes de la fatiga, es posible que el paciente tuviera una batería mucho más grande y de mejor calidad, que le permitía pasar cada día, quizá una semana entera, sin pensar en la cantidad de energía que almacenaba. Se recargaba regularmente y, con un poco de relajación o una buena noche de sueño, volvía a estar llena. Sin embargo, ahora el paciente deberá pensar que la batería se ha visto reducida y considerar los siguientes aspectos:

- ¿Cuál es el mejor modo de utilizar la energía?
- ¿Cómo puede cargar la batería?
- ¿Cómo puede mejorar gradualmente la calidad y el tamaño de la batería?

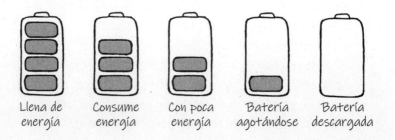

| Llena de energía | Consume energía | Con poca energía | Batería agotándose | Batería descargada |

Las tres *p:* Priorizar - Planificar – Pausar el ritmo

Las tres *p* pueden ser una forma muy útil de empezar a gestionar la fatiga. Conviene que el paciente tenga estos principios en mente a lo largo de todo este capítulo.

Priorizar

Cuando alguien tiene un problema de salud, suele ser útil replantearse las prioridades y considerar si es necesario ajustar alguna. Hay que pensar en la batería, y en el hecho de que ahora no sea tan grande: ¿hay algo en la vida del paciente en lo que podría ahorrar algo de energía? ¿Por qué desperdiciar la energía que sí tiene? Es mejor guardar un poco para las cosas que son verdaderamente importantes.

Los cambios que tal vez deba considerar podrían incluir:

- Hacer la compra por internet en lugar de ir al supermercado, o pedir a un familiar que se la haga.
- Coger el autobús en lugar de ir andando al trabajo.
- Aceptar ayuda en las tareas del hogar cuando se la ofrezcan.

> «Deja que te ayuden, cualquiera que se ofrezca, y no te sientas culpable por renunciar a algunos planes que te propongan. Las personas más importantes de tu vida seguirán estando ahí al final del día y, si permites que te ayuden, eso los hará sentirse útiles. Debe de ser muy duro para nuestras familias vernos enfermos y no poder ayudarnos. Ver su felicidad al ayudarte también te motivará a ti, podrás sentir su amor y su apoyo, lo que crea un espacio seguro para la recuperación».

Para ayudar con esto, el paciente podría hacerse las siguientes preguntas:

- ¿Qué cosas son ineludibles?
- ¿Qué cosas pueden esperar?
- ¿Qué cosas no son necesarias?
- ¿Qué cosas pueden borrarse por completo de la lista?
- ¿Qué cosas puede hacer otra persona?
- ¿Qué me gustaría estar haciendo realmente con mi energía y mi tiempo?

Como parte de esto, estaría bien que el paciente se preguntara si tal vez no se está sobrecargando con demasiada presión. Si cree que tiene unas perspectivas muy altas o una forma particular de hacer las cosas, puede que le resulte útil el capítulo sobre los aspectos psicológicos del covid persistente.

«Delega las tareas que puedas permitirte no hacer personalmente y siéntete cómodo con ello. Si no es posible, sé amable y comprensivo contigo mismo. Si no puedes cambiar tus sábanas este mes, no pasa nada. No hay problema si tienes que comprar comida congelada. Eres responsable de ti mismo, no de lo que piensen los demás».

Planificar

Planificar cómo va a pasar el día el paciente y qué actividades va a realizar puede ser muy útil para manejar la energía de su batería. Esto se aplica tanto a grandes eventos y actividades como a tareas más pequeñas.

Algunos ejemplos:

- Si las citas médicas resultan abrumadoras, ¿cree que podría encontrar tiempo para recuperarse después de ellas?
- ¿Cree que podría organizar esa llamada telefónica importante o esa reunión de trabajo para un momento del día en que se sienta mejor?

- Si siente que tiene más energía por la tarde, ¿podría ducharse entonces por la tarde en vez de por la mañana?
- Si se siente cansado por la tarde, ¿cree que podría tomarse algún tiempo para descansar y hacer ejercicios de relajación a primera hora del día, para que así tenga más energía después?
- Si le gusta cocinar, ¿cree que podría cocinar varios platos y luego congelar lo que sobra?
- Si le gusta ir de compras, ¿cree que podría ir solo a un par de tiendas y luego volver a casa y descansar?
- ¿Cree que podría asistir a ese evento social, pero solo durante una hora?
- ¿Cree que podría dejar que un amigo o familiar le llevase a ese evento?

Pausar el ritmo y dosificar esfuerzos

Puede que el paciente haya oído hablar de la dosificación de esfuerzos, pero ¿en qué consiste esta técnica?

En general, se basa en hacer las cosas a un nivel inferior a su capacidad máxima, para asegurarse así de tener suficiente energía para una actividad o varias.

Los deportistas utilizan esta técnica todo el tiempo para optimizar su uso de energía. La persona encargada de marcar el ritmo en una gran carrera suele ayudar a los corredores a ceñirse a la velocidad necesaria para mantener la resistencia, y así no correr el riesgo de exceder el límite y tener que abandonar la carrera por agotamiento. Seguro que recuerda la fábula de Esopo sobre la tortuga y la liebre: la tortuga fue quien ganó la carrera, no la liebre, de forma que la moraleja es que a veces uno puede tener más éxito haciendo las cosas despacio y con constancia que actuando rápidamente y sin cuidado.

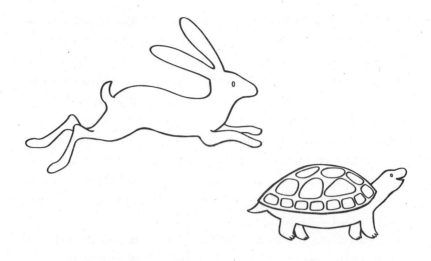

«Ir más despacio fue para mí una gran ayuda. Siempre he sido una persona muy ocupada, y a menudo no tenía el tiempo necesario para detenerme y apreciar las cosas a mi alrededor. El covid persistente me obligó a ir más despacio, a pararme y mirar y sentir el mundo que me rodeaba de forma diferente. El mundo es una auténtica maravilla cuando tienes tiempo para apreciarlo plenamente. Intentaré acordarme de retomar esos momentos cuando esté totalmente recuperado, la alegría de sentirse agradecido por seguir aquí te llena de humildad».

Sin embargo, cuando profundizamos en la gestión de la energía en general, no se trata solo del ritmo de una actividad, sino que es un concepto más amplio. Se trata de crear un equilibrio entre la actividad y el descanso.

En la práctica, esta técnica se basa generalmente en hacer algo durante poco tiempo y luego descansar, hacer otra cosa durante poco tiempo y luego descansar otra vez. Puede que antes pudiera saltar de una tarea a otra a lo largo del día, tumbarse en el sofá por la noche, irse a la cama y levantarse a la mañana siguiente con la batería de energía recargada para volver a hacer lo mismo. Pero ahora su batería es más pequeña, así que tiene que recargarla regularmente durante todo el día. Es posible que tenga que dividir una actividad en partes más pequeñas. Por ejemplo, en lugar de pasar la aspiradora por toda la casa y luego sentarse a tomarse una infusión, limpie solamente una habitación y luego descanse. Incluso si cree que no se siente con ganas de pasar la aspiradora, vaya a la lista de prioridades de arriba y considere la posibilidad de aceptar ayuda con las tareas domésticas, aunque esto no forme parte de su costumbre habitual.

Esta técnica también se aplica a las tareas cognitivas (mentales), ya que estas también gastan la energía de la batería. Así que, en lugar de sentarse y trabajar en el ordenador durante dos horas, trabaje treinta minutos y descanse. Para algunas personas es útil ponerse una alarma como recordatorio para hacer una pausa de cinco minutos cada hora.

Si puede, mezcle las tareas cognitivas y físicas a lo largo del día. De esta forma, la batería sufrirá menos. Dedicarse a largos períodos de actividad física o cognitiva puede agotar significativamente su energía.

Saber cuándo parar

Es posible que nunca haya tenido que reflexionar sobre su descanso. Cuando su batería era mucho mayor, siempre había suficiente energía para todo el día. La falta de energía puede ser muy frustrante y, en ocasiones, incluso abrumadora, sobre todo cuando hay cosas que quiere o necesita hacer. Sin embargo, dosificar esfuerzos implica reflexionar sobre cuándo y cómo va a parar para evitar que su batería se agote. Sabe por experiencia que, si su teléfono móvil se agota por completo, no puede volver a utilizarlo hasta que se recargue un poco hasta cierto nivel. Así, tiene que seguir recargando su propia energía regularmente antes de que se agote, porque de esta manera siempre habrá algo de energía disponible para hacer cosas.

El primer paso es escuchar a su cuerpo y observar cómo responde a la actividad. Aprender cuándo debe parar o dónde establecer los límites le resultará útil. Es posible que note una respuesta inmediata en su cuerpo cuando se exceda en una actividad, por ejemplo, puede sentirse cansado o perder energía durante la tarea. También puede sufrir su reacción retardada: se siente bien cuando termina la actividad, pero más tarde se encuentra agotado. Esto se conoce como malestar postesfuerzo. Es fácil pasar por alto las señales de advertencia, pero con el tiempo puede aprender a evitar los excesos que agotan su batería y que le llevan al malestar postesfuerzo.

Comprender este proceso y aprender de él puede ayudarle a desarrollar un modo eficaz de parar con la suficiente antelación y descansar, así como a establecer límites de tiempo entre las tareas. Por ejemplo, si sabe por experiencia que después de diez minutos de lectura no puede concentrarse y le cuesta asimilar y retener las palabras, como si el cerebro estuviera cubierto por niebla, entonces sabe que debe parar en este límite de tiempo y no seguir adelante. Si realizar actividades de jardinería durante un día le deja agotado durante dos días, podría dividir la tarea para arreglar una pequeña parte del jardín y luego descansar.

Si reparte las actividades en partes más pequeñas por tiempo o actividad y teniendo claro el período de descanso, podrá reservar una parte de energía y así siempre tendrá un poco de sobra, en caso de que la necesite.

Algunos principios útiles:

- Haga una tarea pequeña y luego descanse, haga otra tarea pequeña y luego descanse.
- Mezcle las tareas cognitivas con las físicas a lo largo del día e intente intercalarlas con períodos de descanso.
- Divida la actividad en fragmentos más pequeños y manejables de energía.
- Establezca el descanso antes de empezar, ya que es fácil dejarse llevar en el momento de la actividad.

- Utilice una alarma para recordar cuándo debe parar.
- Vaya más despacio, ¡sea una tortuga!

> «Mantén la confianza y no luches contra tu propio cuerpo. Aprende a escuchar de verdad a tu cuerpo, se trata de aprender lo que funciona para ti. En cuanto empecé a observar mi propio cuerpo, fui capaz de adaptarme a lo que necesitaba».

Descanso

Hemos establecido que, por ahora, es importante marcar un ritmo lento y equilibrar la actividad física y mental con períodos de descanso. Pero… ¿qué es el descanso? Esta palabra puede significar cosas diferentes para cada uno, y habitualmente la gente no se lo toma en serio o malinterpreta su significado. Algunas personas se sienten bien descansando, mientras que a otras les resulta difícil descansar o no entienden su importancia.

Aquí tenemos un par de definiciones de «descanso»:

- «Dejar de trabajar o cesar una actividad para relajarse, dormir o recuperar fuerzas».
- «Cesar todo movimiento para recuperar la fuerza o la salud».*

Una buena idea es pensar en la diferencia entre el descanso y la actividad de baja energía. Muchos de nosotros pensamos que estamos descansando cuando en realidad estamos realizando una actividad de baja energía. Leer un libro o una revista, ver la televisión, mirar el móvil: todas son actividades de baja energía y, aunque no requieren una enorme cantidad de energía —y son fáciles de hacer en el día a día—, consumen su pequeña

* Definiciones tomadas de Oxford Languages (diccionario de inglés de Google).

parte de energía. Un descanso adecuado y reparador ayuda a recargar la energía de la batería. Durante un descanso, la actividad cesa. El descanso puede tomar la forma de ejercicios de relajación, ejercicios de respiración, técnicas de meditación, *mindfulness,* prácticas de yoga, técnicas sensoriales relajantes basadas en música, sentir el contacto de una manta caliente o aromaterapia. Encuentre una forma de descansar que le funcione de verdad. Lo mejor es que descanse lejos de su dormitorio, para que este lo use solamente para dormir.

Muchas personas se sienten culpables cuando tienen que descansar o lo ven como algo negativo. Esto puede actuar como una barrera para el descanso. Si esto también le ocurre a usted, intente cambiar su actitud hacia el descanso y adoptar un punto de vista positivo. Cuando descansa, sí está haciendo algo: está recargando su batería. Se está haciendo a sí mismo —y a quienes lo rodean— un gran favor.

«Después de analizar mi día más detenidamente, me di cuenta de que no estaba descansando casi nada, me preocupaba que si paraba no sería capaz de volver a empezar. Me animé a intentarlo y ver qué sucedía. Planifiqué intervalos de descanso regulares y breves en mi día, y descubrí que podía afrontar mi jornada mucho mejor».

¿Es el sueño una actividad de descanso?
A veces, el sueño y el descanso se utilizan como sinónimos (ver la primera definición anterior). Sin embargo, en términos de salud son términos distintos y desempeñan diferentes funciones en nuestro bienestar.

El sueño es esencial para la supervivencia. La pérdida de sueño puede conllevar problemas de salud a largo plazo y puede repercutir directamente en casi todos los sistemas corporales. El descanso, por otro lado, no implica el mismo nivel de distanciamiento que el sueño y suele definirse como un comportamiento destinado a aumentar el bienestar físico y mental.

Tanto el sueño como el descanso son esenciales. Aunque el descanso puede ser simplemente una oportunidad para pulsar el botón de pausa en las tareas cotidianas, también puede preparar el cuerpo para una noche de sueño reparador. Muchas personas dicen sentirse «cansadas pero expectantes» por la noche, lo que dificulta conciliar el sueño o tener un sueño reparador. Descansar de forma constante a lo largo del día puede ayudar a evitar esta sensación.

> «Intenta encontrar cosas que te ayuden a sentirte tranquilo, feliz y seguro. Es necesario que te deshagas de esa "reacción de lucha o huida" que surge tras una enfermedad o un trauma. En su lugar, intenta descansar de forma profunda y consciente, y busca experiencias reconfortantes que te ayuden a curarte».

Sin embargo, intente evitar las siestas durante el día si es posible, ya que esto puede afectar al sueño por la noche. Si nota que necesita una siesta, o si cree que va a quedarse dormido mientras está descansando, programe una alarma para que no se duerma durante mucho tiempo (para más información sobre esto, véase el capítulo 4 sobre el sueño).

¿Por dónde empiezo a gestionar la fatiga?

En la clínica solemos seguir una serie de pasos con las personas que experimentan fatiga. Lo principal es gestionar la actividad y el descanso. Es importante dejar claro que no siempre es un proceso lineal, y que cada persona es un mundo, así que es posible ir dando tumbos entre los pasos que se describen abajo hasta encontrar el equilibrio adecuado.

Encontrar tu línea de base

Un primer paso importante para gestionar la fatiga y poder recuperarse es encontrar su línea de base. La línea de base es el nivel de actividad que puede manejar, día a día, sin que la fatiga y otros síntomas empeoren. Conocer la línea de base puede ayudarle a estabilizar los niveles de energía y saber dónde está asentado, para así crear una base sólida sobre la que construir sus niveles de energía y su actividad.

En primer lugar, debería reflexionar sobre sus síntomas, qué tareas está haciendo y a qué patrones puede estar dando lugar, algunos de los cuales pueden ser beneficiosos o no a largo plazo. Los pasos que se indican a continuación pueden ayudarle en este proceso.

PRIMER PASO: Entender los patrones de energía

Altibajos

Uno de los patrones de energía que suelen producirse con la fatiga son los altibajos. Es posible que el paciente descubra que sus niveles de energía cambian constantemente; un día nota que tiene un poco más de energía que de costumbre, así que ese día intenta hacer todo lo que no ha conseguido hacer otros días. Por desgracia, no tiene tanta energía en su batería en ese momento para hacer frente a la tarea y puede acabar recayendo. Una recaída es un aumento de los síntomas, que le obligarán a descansar más. Una recaída puede durar días o incluso semanas.

En la vida normal es común tener altibajos. A veces, la vida se vuelve ajetreada, pero con una batería grande y que funcione, las recaídas no suelen ser debilitantes. Una buena noche de sueño o un día tranquilo pueden hacer que las cosas vuelvan a la normalidad. Sin embargo, cuando uno tiene una batería más pequeña, este patrón de energía puede prolongar la fatiga y la capacidad para hacer cosas se vuelve cada vez menor, lo que ralentiza la recuperación (véase el gráfico 1).

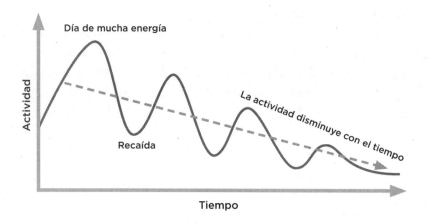

Gráfico 1: Altibajos.

Evitar

A veces, a causa de los altibajos y la intensificación de los síntomas, así como a la lucha constante del día a día, puede que el paciente empiece a limitar las actividades cada vez más, o, incluso, a evitarlas por completo. Esto suele estar motivado por el miedo a empeorar las cosas, o por un intento de mejorarlas. Las preocupaciones y el estrés se mezclan y el paciente puede acabar en un círculo vicioso. Este miedo es completamente comprensible; es normal intentar mejorar las cosas y minimizar toda preocupación o estrés. Restringir significativamente o evitar ciertas tareas puede hacer que no tenga altibajos o recaídas, pero también puede provocar que la energía no fluya y que la batería no se cargue. La batería humana necesita un estímulo de actividad para producir energía. Si limita la actividad y descansa demasiado, al cabo de un tiempo se sentirá aletargado y los síntomas empeorarán, como el dolor y el agarrotamiento. También puede repercutir en su concentración, memoria y niebla mental, así como en su estado de ánimo y su salud emocional. Esto no quiere decir que descansar no sea bueno, claro que lo es, pero debe encontrar el punto medio para la etapa en que se encuentra (véase gráfico 2).

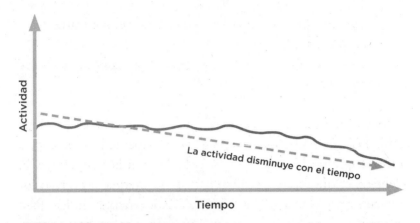

Gráfico 2: Evitar la actividad.

Forzar el ritmo

Algunas personas intentan sobreponerse a la fatiga o hacer las cosas igual que antes de la enfermedad. Aunque el paciente se siente agotado, se fuerza a completar su lista de tareas; quizá antes de la enfermedad era el tipo de persona que iba de un lado para otro haciendo cosas sin parar, y eso es lo que sigue haciendo ahora. Por desgracia, volviendo a la imagen de la batería, ahora mismo no tiene la misma energía almacenada para hacer frente a todas las tareas en este momento. Sin embargo, es posible que su cuerpo intente adaptarse y que utilice la adrenalina como apoyo. La adrenalina es importante para el cuerpo, ya que produce la reacción de lucha o huida —una respuesta fisiológica automática ante un acontecimiento que se percibe como estresante o amenazador—, pero utilizarla en exceso puede tener un impacto negativo. Asimismo, recurrir a las reservas del cuerpo cuando la batería está casi agotada puede provocar que la fatiga empeore o que dure más tiempo, como ocurría con los altibajos (véase gráfico 1).

«Aceptarte tal y como eres, de la forma en que te sientes en este momento, y dejar la rabia y la pena por cómo te sentías o comportabas antes es la clave

60

para recuperarse. Una vez que consigas encontrarte en paz contigo mismo, cuando puedas aceptarte y ser benevolente contigo, estarás en el camino correcto hacia la recuperación».

¿Cómo está utilizando la energía que tiene en su batería? ¿Tiene altibajos? ¿Le preocupa hacer algo que empeore la situación, o intenta ignorar la fatiga y seguir adelante? Si la respuesta es sí, debe saber que, sea cual sea su patrón de energía, estas reacciones son muy comunes entre quienes experimentan fatiga. Para entender mejor este patrón, una buena idea es intentar controlar el gasto energético a lo largo del día y durante la semana. De este modo, comenzará a percibir los patrones de su consumo de energía y de su forma de realizar distintas actividades (véase el cuarto paso). Pero antes será útil explorar el segundo paso.

SEGUNDO PASO: Comprender las necesidades energéticas de las actividades

Algunas actividades requieren mucha energía de la batería; otras, un poco menos, y otras solamente exigen una pequeña cantidad. Podemos dividirlas según el gasto (alto, medio y bajo) que hacen de la energía. Tómese su tiempo para calcular el gasto energético de cada una de sus actividades, y tenga en cuenta tanto las tareas físicas como las mentales. Al hacer esto, tenga también en cuenta cualquier requerimiento emocional o situación estresante que pueda surgir durante estas actividades. El estrés —que suele formar parte de la vida cotidiana y a menudo es uno de los factores detrás de cualquier problema de salud— es codicioso y puede consumir una cantidad considerable de energía de la batería. Utilice este formulario de necesidades energéticas que aparece a continuación para empezar a hacer su propia lista. Puede completarla y añadir las tareas a medida que avance la semana.

Estas necesidades energéticas son únicas: se refieren solo a usted y a la etapa de recuperación en la que se encuentre. Es posible que una persona necesite un nivel alto de energía para completar una tarea mientras que otra persona solo necesita una cantidad media de energía.

Formulario de necesidades energéticas

Gasto bajo (verde)	Gasto medio (amarillo)	Gasto alto (rojo)
Leer un libro / ver la televisión	Conducir por nuestra ciudad / viaje familiar	Reunión complicada en el trabajo
Lavarse los dientes	Vestirse	Ducharse

Debido a la fatiga y la reducción de los niveles energéticos de su batería, muchas personas piensan que no están haciendo nada con su día, ya que se comparan con lo que eran y hacían antes. Recuerde que todo lo que hace sigue siendo una actividad, incluso si parece que hace menos que antes. Levantarse y vestirse es una actividad, desayunar es una actividad, enviar un correo electrónico es una actividad. Todas estas actividades son logros cotidianos. Aunque son logros pequeños, son sin duda significativos.

TERCER PASO: Comprender la demanda y el aprovisionamiento energético

Siguiendo con la idea de la batería, encontrará varias cosas a lo largo del día que consuman mucha energía de la batería, y algunas actividades exigirán más energía que otras. Pero también habrá tareas que le aportarán energía. Es el caso, obviamente, del sueño, la comida, la hidratación y el descanso, pero también de algunas actividades divertidas o placenteras, que pueden ayudar a recargar la batería. De nuevo, esta lista es única para usted, ya que depende de lo que a le llene o resulte entretenido. Podría ser pasar tiempo con sus amigos, preparar una buena cena o dedicarse a una afición. Piense en su propia demanda de energía personal y añádala a esta lista:

Actividades que gastan energía:	Actividades que dan energía:
❑ Trabajo	❑ Dormir
❑ Ducharme	❑ Comida saludable
❑ Estrés	❑ Descansar
❑	❑ ....
❑	❑ ....
❑	❑ ....
❑	❑ ....
❑	❑ ....
❑	❑ ....
❑	❑ ....

«Hice una lista en mi teléfono de cosas que eran fáciles de hacer y que me hacían sentir bien. Estas cosas me subirían el ánimo y serían como una especie de chispa en mi día. Personalmente, me encantaba cuidar de las plantas de interior. Encender velas perfumadas y usar jabones o cremas de manos agradables también era maravilloso. Ojear revistas de jardinería e interiorismo era agradable y no requería demasiada concentración. Incluso me puse a reorganizar algunas cosas en mi casa, a cambiar mi ambiente un poco».

CUARTO PASO: Gasto de energía

Una vez que el paciente haya empezado a comprender las cosas que le dan energía y cuánta energía requieren sus actividades, podrá empezar a entender cómo está gastando esa energía. Si es una persona a la que le resulta más fácil el pensamiento visual, entonces échele un vistazo a la planilla energética que aparece a continuación. Esta planilla permite vislumbrar cómo hace las cosas a lo largo de quince días, de forma que podrá ver fácilmente qué patrones de energía se han ido formando. Por ejemplo, la plantilla puede revelar si tiene un grupo grande de actividades de alto nivel (coloreado en rojo) que podría causarle una «recaída» al cabo de unos días.

El objetivo es que, con el tiempo, y siempre que sea posible, haya un equilibrio de niveles de actividad bajos (verde), medios (amarillo) y altos (rojo) a lo largo del día o la semana.

Quizá prefiera llevar un diario de actividad, donde pueda anotar todo con un poco más de detalle, y puntuar al lado sus niveles de fatiga después de la actividad. Hay un ejemplo de este diario a continuación, junto con una plantilla en blanco y una versión menos detallada.

Descubra qué versión es la que mejor se adapta a sus necesidades; el propósito de este ejercicio es comprender dónde y cómo ha gastado su energía, para así poder identificar los patrones de energía y crear su propia línea de base.

> «Para mí, la fatiga es como una cuenta bancaria de energía. Es una cuenta en la que pierdo mucho dinero de repente, por lo que tengo menos dinero para gastar y debo tener cuidado con lo que gasto. Empiezo el día con cien monedas de energía en mi cuenta; levantarme de la cama son dos monedas, vestirme son tres, hacer el desayuno son cinco monedas, etcétera. Puedo utilizar más monedas de las que tengo, pero entonces tendría que echar mano de mi tarjeta de crédito y tendría que pagar los altos intereses de mi deuda en los próximos días. Si modulo mis actividades, puedo ganar más monedas y recargar mi cuenta con los períodos de descanso, y puedo utilizar menos monedas».

Semana 1 (/ /20)																								
	Mañana												Tarde											
	0	1	2	3	4	5	6	7	8	9	10	11	12	13	14	15	16	17	18	19	20	21	22	23
Lun																								
Mart																								
Miér																								
Jue																								
Vie																								
Sáb																								
Dom																								

Semana 2 (/ /20)																								
	Mañana												Tarde											
	0	1	2	3	4	5	6	7	8	9	10	11	12	13	14	15	16	17	18	19	20	21	22	23
Lun																								
Mar																								
Miér																								
Jue																								
Vie																								
Sáb																								
Dom																								

Leyenda

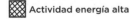 Actividad energía alta 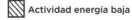 Actividad energía baja   Sueño

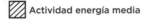 Actividad energía media   Descanso

Diario de actividad (opción 1, ejemplo)
Día 1

Hora	Actividad	Grado de fatiga 0 = bajo 10 = alto
8:30 – 8:45	Levantarse y ducharse	7
8:45 – 9:00	Vestirse	8
9:00 – 9:15	Desayunar	7
9:15 – 9:30	Descansar	3
9:30 – 9:40	Poner una lavadora	4
9:40 – 10:00	Telefonear a un amigo	5
10:00 – 10:30	Leer un libro	4
10:30 – 10:45	Tender la colada	8
10:45 – 11:00	Poner al día los emails	6
11:00 – 11:15	Ordenar la cocina	5
11:15 – 12:00	Ver la tele y tomar un té	4
12:00 – 12:30	Comer	6
12:30 – 13:30	Salir a dar un paseo	9
13:30 – 14:00	Descansar	4
14:00 – 14:30	Acudir al supermercado	9
14:30 – 15:30	Hacer la compra	10
15:30 – 16:00	Regresar a casa	10
16:00 – 16:30	Guardar la compra	9
16:30 – 17:00	Empezar a preparar la cena	9
17:00 – 18:15	Descansar – echar una siesta	7
18:15 – 19:00	Cocinar	8
19:00 – 19:30	Cenar	7
19:30 – 19:50	Limpiar y ordenar la cocina	9
19:50 – 21:00	Ver la tele	6
21:00 – 21:30	Meterse en la cama / leer	5
21:45	Dormirse	

Diario de actividad (opción 1, ejemplo)
Día 1

Hora	Actividad	Grado de fatiga 0 = bajo 10 = alto

Diario de actividad (opción 2, ejemplo)
Semana 1

Hora	Lun	Mar	Miér	Jue	Vie	Sáb	Dom
8:00 – 9:00							
9:00 – 10:00							
10:00 – 11:00							
11:00 – 12:00							
12:00 – 13:00							
13:00 – 14:00							
14:00 – 15:00							
15:00 – 16:00							
16:00 – 17:00							
17:00 – 18:00							
18:00 – 19:00							
19:00 – 20:00							
20:00 – 21:00							
21:00 – 22:00							
22:00 – 00:00							
Hora de ir a dormir							

Llevar esta cuenta diaria puede ayudarle a entender lo que está pasando, así como a estabilizar sus niveles de energía. A esta técnica a veces se la denomina *zoom out*, y consiste en considerar las cosas desde un plano más amplio, pero a partir de los detalles que componen la imagen. Hacer esto puede ayudarle a evitar verse inmerso en un patrón de altibajos y hacer pocas cosas o forzar su batería. De esta manera, puede ver las cosas que le quitan energía y las cosas que se la aportan. Le proporcionará una visión más clara de cuánto tiempo necesita descansar, de si debe hacer más o menos cosas, o de cómo debe poner en práctica las tres *p* (Priorizar, Planificar y Pausar el ritmo) para crear así unos cimientos más sólidos. Le permitirá obtener un mayor control sobre su energía y le proporcionará una base más firme sobre la que apoyarse. A esto lo llamamos línea de base.

«He aprendido a ser más consciente de mis recursos energéticos diarios y a calcular cómo utilizarlos, tanto en el trabajo, en casa, como en mi vida social con mis amigos y familiares. Todo esto requiere energía. Llevar un diario me permitió darme cuenta de cuándo había hecho demasiado y el modo en el que eso me afectaba. Entonces pude cambiar mi forma de hacer las cosas. Ahora hago cosas durante menos tiempo durante el día, dejo de hacerlas por la noche y me acuesto más temprano, y me funciona. Es importante que encuentres lo que funciona para ti. Todavía no tengo la misma energía que antes del covid, pero gestionar mi energía durante el día y realizar ejercicios de respiración y sesiones de relajación me está ayudando a avanzar en mi recuperación. Me recuerdo a mí mismo que cada día estoy un poco mejor; a veces tengo recaídas, pero voy mejorando poco a poco, aceptando todo esto y con la certeza de que lo estoy consiguiendo».

Establecer la línea de base

En el gráfico que hay a continuación, puede ver que estabilizar la energía no significa una línea de actividad constante: eso es simplemente imposible. Pero el objetivo es mantener las actividades dentro de un rango manejable. Los niveles de fatiga pueden ir cambiando, pero si evita el sobreesfuerzo o el esfuerzo mínimo, encontrará un equilibrio y los niveles de energía y actividad aumentarán con el tiempo.

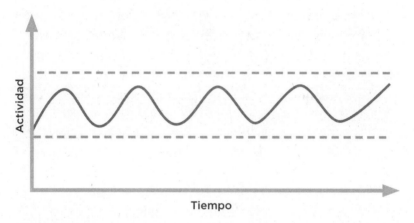

Gráfico 3: Estabilización.

Consejos para establecer la línea de base

- A veces el paciente puede pecar de ambicioso y poner demasiado alta su línea de base y hacer demasiadas cosas. Reduzca la línea de base al setenta y cinco por ciento, incluso al cincuenta por ciento, hasta donde crea que debería estar. Ahora no importa si la base es pequeña, lo importante es estabilizar la energía.
- El objetivo de la línea de base de una actividad es conseguir un nivel que pueda manejar tanto en un buen día como en uno malo, pero sin excederse cuando tiene un buen día.

- Intente usar un planificador de actividades o una de las plantillas de este capítulo para que pueda priorizar y dosificar las actividades. Esto puede ser especialmente útil si experimenta niebla mental (véase el capítulo 8). Los planes que escribimos pueden ser un recordatorio útil de las actividades y tareas que son necesarias para la semana, lo que le permite pensar menos en vez de tratar de retenerlo todo en la cabeza.
- Puede que la vida se interponga en sus planes. Eso está bien, sea flexible con el plan. Si está aplicando el principio de las tres *p* —Priorizar (reconocer lo que es importante y lo que puede esperar), Planificar (pensar con antelación cómo va a emplear la energía) y Pausar el ritmo (tomarse las cosas con calma y permitirse hacer descansos)—, siempre habrá un poco de energía en su batería para hacer frente a cualquier cambio. Si no es así, debería planificar un tiempo de recuperación.

Consejo

Encontrar la línea de base es un proceso de experimentación y, por ello, su línea de base será diferente a la de otra persona. Es bastante probable que no lo consiga a la primera y, aunque sea muy frustrante, es totalmente normal. Utilice la información para aprender y haga los ajustes necesarios en consecuencia. Algunas personas prefieren planificar su semana con una agenda, y otras prefieren hacer una foto del mapa energético para revisar su situación.

«Con el tiempo he aprendido a no obsesionarme con las técnicas. Al principio, dediqué bastante tiempo a comprender los términos básicos, como pausar el ritmo, priorizar, planificar, etcétera, y a conocer bien mi batería de energía. Sin embargo, el tener que anotar cada síntoma y cada actividad durante todo el día a lo largo de este viaje puede ser muy abrumador. Con el tiempo te acostumbrarás, así que confía en tus experiencias y en lo que estás aprendiendo y concéntrate en el efecto que tienen las experiencias felices y positivas en tus emociones y en las mejoras que experimentas».

Aumentar el ritmo

Encontrar la línea de base es una parte crucial del viaje de recuperación. Como hemos visto, es un proceso que requiere tiempo y ajustes, un poco de ensayo y error; puede que esta etapa de su recuperación consista únicamente en establecer esta línea de base.

Sin embargo, una vez que las cosas se hayan estabilizado y se haya familiarizado con las tres *p* (Priorizar - Planificar - Pausar el ritmo), se sentirá preparado para aumentar el ritmo de su recuperación.

Esta técnica tiene como objetivo aumentar la actividad, lo que no implica necesariamente hacer ejercicio. Es posible que haya leído cierta información contradictoria sobre el ejercicio terapéutico gradual o ETG en relación con la fatiga crónica, así que es importante señalar que aumentar el ritmo no es lo mismo que ETG.

Este aumento del ritmo debe ser acorde con su cuerpo y el nivel de su propia línea de base, pero existe un proceso que le ayudará a guiarse. Puede empezar añadiendo una nueva actividad o alargando una ya existente; esta actividad puede ser tanto física como cognitiva (mental).

Esta técnica se suele comparar con una escalera, en contraposición a una pendiente; cada nivel o escalón es un paso muy pequeño hacia arriba y es necesario asegurar la posición antes de dar el siguiente paso. Por ejemplo, en lugar de aumentar el tiempo de su paseo diario cada vez que salga, mantenga el mismo nivel durante una o dos semanas y luego, dependiendo de cómo se sienta, podría considerar aumentar el tiempo.

Si su afección es muy grave, pero siente que ha llegado el momento de aumentar el ritmo, podría, por ejemplo, escuchar la radio durante más tiempo o mantener conversaciones más largas con la gente.

Este aumento de ritmo debe ser muy leve para que tenga un impacto mínimo en el cuerpo. Al principio, sugerimos aumentar la actividad en torno a un diez por ciento. Es mejor dar pasos pequeños y lograr nuestro objetivo que dar un gran paso y acabar estrellándose —y volver a recaer—. A medida que pase el tiempo, y si nota que su cuerpo se está fortaleciendo, podrá aumentar el ritmo en una proporción ligeramente mayor. Tan solo se trata de descubrir qué es lo que funciona para cada paciente.

A medida que aumente el ritmo, es posible que note que los síntomas empeoran, como el entumecimiento, la fatiga o la niebla mental. Esto es normal y se podría decir que es de esperar; desaparecerán en un día o incluso en pocas horas. Sin embargo, si los síntomas persisten durante más de una semana, entonces el aumento en el ritmo podría haber sido excesivo o demasiado rápido. En ese caso, realice los ajustes necesarios.

Punto clave

Es importante que el paciente otorgue a su cuerpo el tiempo necesario para acostumbrarse a su línea de base durante un tiempo antes de considerar un aumento de ritmo.

Quedarse atascado

Los pacientes a veces dicen que se quedan un poco estancados al intentar gestionar su energía —nosotros solemos llamar a esto una «fase de meseta»—. Si siente que este es su caso, lo mejor es plantearse su situación general e intentar descubrir si ocurre algo que esté pasando por alto, tal vez hacer un *zoom out* y volver a reflexionar sobre su gasto energético. ¿Ha dejado de hacer descansos? ¿Está retomando los viejos hábitos y está haciendo las cosas como antes? También es posible que otros factores estén obstaculizando el progreso, algunos de los cuales se exploran en otros capítulos. Puede que este sea el nivel en que deba encontrarse durante esta etapa de su recuperación, y no hay ningún problema con ello.

> «Creo que estoy mejorando. Lo más importante para mí ha sido aceptar en qué fase de mi recuperación estoy. Probablemente es lo que más me ayudó al principio. No es fácil y tengo que hacer constantemente un esfuerzo para no pensar ni compararme con lo que antes era capaz de hacer o con lo que otras personas pueden hacer. Ahora intento no preocuparme por el futuro y me digo: "Aunque ahora estoy así, eso no significa que vaya a seguir igual el año que viene" y, de hecho, estoy mejorando».

Cómo afrontar los brotes y los contratiempos

Sabemos que el covid persistente es fluctuante por naturaleza. La recuperación no es una línea recta y a veces parece como si el paciente diera dos pasos adelante y un paso atrás (véase el gráfico siguiente). Esto puede ser verdaderamente frustrante. A veces el porqué de un brote o retroceso tiene una razón bastante clara: puede que haya estado muy ocupado, haya enfermado o contraído otro virus, o las cosas se hayan vuelto un poco estresantes. La vida es así. Tómese su tiempo, aléjese y analice la situación. Es posible que necesite suavizar el ritmo durante un tiempo, dejar que su cuerpo se recupere, para luego volver a subir el ritmo lentamente.

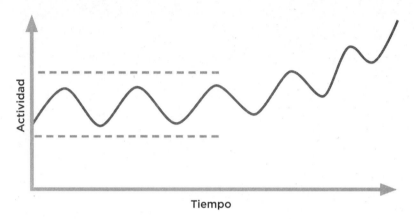

Gráfico 4: Recuperación.

«Analizar cómo me sentía cuando los síntomas se agudizaban fue útil. Descubrí que, si me disociaba de ellos, como si me mirara a mí mismo desde otra habitación, entonces no me hacían sentir tan agobiado o molesto. Tus síntomas no te definen. Si puedes sentirlos y reconocerlos sin dejar que te abrumen, entonces puedes aprender a responder ante ellos de forma más positiva».

La historia de A.:
«El covid trajo consigo una fatiga tan profunda que sentía como si hubiera estado en el viaje en avión más largo de mi vida, junto con un *jet lag* horrible que no desaparecía después de lo que yo consideraba "descansos" y mis horas normales de sueño. Nunca había tenido problemas con el sueño hasta entonces, y normalmente me despertaba temprano lleno de energía, pero entonces el sueño ya no era profundo ni reparador.

Mi cerebro parecía haberse hecho papilla, me resultaba difícil elegir las palabras, pensar con claridad, pero a la vez me sentía expectante y con mil cosas que hacer. Intenté seguir como si nada, pero eso solamente hizo que el cansancio extremo —a nivel físico y mental—, la taquicardia y los dolores de cabeza fueran aún peores, a veces en el mismo día, a veces días después. Aprendí que esto se conocía como afección/exacerbación de los síntomas postesfuerzo.

Mi terapeuta ocupacional del covid persistente me aconsejó que clasificara mis actividades según un nivel bajo, medio o alto de energía y me sugirió crear un diario de actividades durante unas semanas para que viera los patrones de mis actividades y en qué empleaba mi energía. Creía que mi ritmo de energía era normal, pero el diario de actividades, en el que aplicaba diferentes colores para las diferentes actividades por hora, me dio una descripción visual de cuánta actividad de alta energía había estado realizando sin darme cuenta. La mayor parte del día era "roja" o de alta energía, con muy pocos períodos de descanso o zonas "verdes". Pensaba que descansar era ver una película, pasar un rato en Instagram o leer una revista, pero descubrí que con eso no recargaba la energía, sino que seguía utilizándola. El diario también me mostró que me iba a la cama a diferentes horas del día, a menudo bastante tarde.

Aprendí lo que era el descanso profundo y consciente, y la importancia de tener tiempo para ello. Practicar yoga suave y reparador en clases *online* calmó mi cuerpo y mi mente; me concentré en serenar mi respiración con la respiración abdominal lenta y estirando los músculos tensos y doloridos. Empecé a meditar regularmente y aprendí sobre *mindfulness:* ambas técnicas me enseñaron a concentrarme en el momento presente, sin dedicarme a pensar en mi salud o en las tareas pendientes, lo que me llevó a conseguir paz en mi cuerpo y mi mente.

Una de las claves fue conseguir un mejor patrón de sueño para poder acostarme a una hora adecuada, dormirme y que el sueño aportara energía para el día siguiente. Usar filtros de luz azul en el portátil y el móvil me ayudó a lidiar con la sensibilidad a la luz y la energía que desprende, pero también me hizo ser consciente de que no debía mirar pantallas una o dos horas antes de acostarme. La televisión me excitaba, así que dejé de verla antes de acostarme e intenté irme a la cama a la misma hora todas las noches, mientras escuchaba música clásica suave y meditaciones para conciliar el sueño.

Pausar y dosificarme me permitió poner fin al ciclo de altibajos en el que me encontraba. Empecé a ir paso a paso, a planificar con antelación y a priorizar actividades. Utilicé un diario muy detallado para planificar la semana y asegurarme de que tenía períodos y días de descanso entre actividades, como por ejemplo hacer la compra, hornear un pastel o salir a tomar algo con los amigos.

Dividí las actividades cotidianas en partes más pequeñas; por ejemplo, ya no lavaba, sino que utilizaba el lavavajillas: primero descargaba la cesta superior, después descansaba y luego descargaba la cesta inferior. Planificaba las comidas con antelación, me sentaba para pelar las verduras o mezclar los ingredientes y cocinaba por tandas, y después congelaba las comidas; así tenía comida ya lista para los días en que me faltara energía. Sentarme para secarme y vestirme después de la ducha aliviaba la fatiga. También ayudó alternar períodos de descanso profundo, ocupaciones mentales como responder a los correos electrónicos y gestionar las facturas con actividades que requerían esfuerzo físico, como cuidar el jardín. Repartir las actividades a lo largo de la semana se ha convertido en algo instintivo.

Aprendí que esta era mi nueva normalidad por ahora, intenté perderle el miedo a la pregunta "¿y si…?", y reformulé los pensamientos negativos, que pasaron de "pero antes era capaz de…" a "si hago algo, puedo hacerlo". Todo esto me ha ayudado a progresar y a redescubrir actividades que disfruto. Saber que poseo las herramientas necesarias para gestionar los días imprevisibles y los bajones o altibajos que ocurren en la vida me ayuda a controlar la fatiga y me ayuda a recuperarme».

Resumen

- Planifique cómo va a realizar cada actividad y cuándo va a hacerla.

- Establezca un límite antes de empezar.

- Divida las actividades en partes: fracciónelas en tareas más pequeñas y manejables.

- Asegúrese de que su descanso es un descanso profundo, no una actividad de nivel bajo.

- Recargue su batería regularmente a lo largo del día con «combustible»: comida y agua.

- Intente no agotar toda la energía de su batería (todos sabemos que una batería significa una pantalla en negro con la que no se puede hacer nada).

- No desperdicie energía en cosas innecesarias; ahorre tanta energía como pueda. Pida ayuda o pague por ella si puede permitírselo, pero manténgase firme en su lista de tareas.

- Alterne actividades cognitivas y físicas con descansos.

- Acuérdese de incorporar actividades divertidas y placenteras.

- Intente ser amable consigo mismo: recuerde, la tortuga acabó ganando la carrera.

Capítulo 3

Cómo controlar la disnea

No solemos apreciar la importancia de la respiración. Y, sin embargo, la disnea o falta de aire puede ser uno de los síntomas más angustiosos que experimentan las personas que padecen covid persistente. En este capítulo, ayudaremos al paciente a comprender el poder de la respiración en la recuperación del covid persistente, así como a explorar los factores que pueden estar provocando que sienta que le falta el aire y propondremos estrategias para ayudarle a controlarlo y manejarlo.

Cómo puede afectar el covid a la respiración

La disnea es un síntoma muy común del covid persistente. Puede haber más de una razón que explique los problemas respiratorios después del covid. Por tanto, para entenderlo mejor, es importante considerar cómo se padeció el covid y los detalles de la enfermedad inicial.

Si el paciente estuvo ingresado en el hospital, concretamente si necesitó una concentración muy alta de oxígeno u otra asistencia respiratoria adicional (véase la tabla 3), es posible que haya desarrollado daño pulmonar. Como resultado de la severidad de su infección, los músculos pueden haberse visto debilitados y es posible que no pueda realizar actividades físicas (esto recibe el nombre de «desacondicionamiento físico»). Esto puede haber afectado a su respiración, de modo que, en los primeros meses después de salir del hospital, incluso un ligero esfuerzo puede provocar grandes dificultades para respirar. Si tiene una afección pulmonar cardíaca preexistente, el covid puede agudizar los síntomas y, en consecuencia, su respiración será peor.

Muchas personas que padecen covid persistente no ingresaron en el hospital durante su infección inicial y no tienen antecedentes de enfermedades pulmonares o cardíacas, pero también deben enfrentarse a una persistente falta de aliento. En estos casos, las pruebas estándares diseñadas para buscar problemas pulmonares y cardíacos proporcionan resultados normales. Aunque todavía tenemos mucho que aprender sobre lo que podría provocar este tipo de disnea, a menudo observamos irregularidades en la respiración de los pacientes que padecen covid persistente. Muchas personas desarrollan un patrón respiratorio irregular que a menudo provoca la sensación de que se están quedando sin aire. Esto se conoce comúnmente como trastorno del patrón respiratorio o respiración disfuncional.

Tanto si usted cuenta con un diagnóstico específico sobre sus problemas respiratorios como si no, las estrategias y consejos para manejar y mejorar la situación de falta de aire son parecidos.

Esta tabla muestra algunos de los soportes respiratorios que pueden haberse utilizado con usted o alguno de sus seres queridos si fueron hospitalizados por covid.

Tipos de asistencia respiratoria en pacientes hospitalizados agudos por covid-19
Oxigenoterapia estándar: se administra mediante mascarilla facial o cánula nasal
Oxigenoterapia de alto flujo: oxigenoterapia administrada a alto flujo y alta concentración a través de almohadillas nasales

> **Terapia CPAP (presión positiva continua en las vías respiratorias):** una mascarilla facial ajustada, comúnmente colocada sobre la nariz y la boca, que proporciona una mayor presión en los pulmones, ayudando a mantener abiertas las vías respiratorias y mejorar el suministro de oxígeno.
>
> **Ventilación mecánica (o invasiva):** se introduce un tubo en las vías respiratorias (la tráquea) y una máquina (un ventilador) apoya o se hace cargo de la respiración; se realiza en cuidados intensivos.

Tabla 3: Tipos de asistencia respiratoria para pacientes hospitalizados agudos por covid-19.

¿Qué es la respiración normal?

La respiración es una función completamente natural y fundamental del cuerpo humano. En términos sencillos, cuando una persona inspira, los pulmones se expanden y se llenan de aire. El oxígeno del aire se absorbe través del revestimiento de los pulmones para llegar a la sangre, que lo transporta al resto del cuerpo. Durante la espiración se expulsa el gas de desecho, el dióxido de carbono. Este proceso es fundamental para el correcto funcionamiento de los órganos y las células del cuerpo.

En el proceso de la respiración intervienen músculos específicos que permiten que los pulmones se llenen y vacíen de aire de forma eficaz durante el descanso y el ejercicio. Los principales músculos que intervienen en la respiración son:

- el diafragma
- los músculos accesorios

Diafragma

Es el músculo en forma de cúpula que se encuentra en la parte inferior de los pulmones. Al inspirar, este músculo se contrae y se aplana; al hacerlo, el espacio dentro de la cavidad torácica aumenta y se crea una succión que hace que los pulmones se expandan. Al espirar, el diafragma se relaja y vuelve a tener forma de cúpula, lo que comprime los pulmones y hace que expulsen el aire. Este proceso ocurre de forma automática y es involuntario, lo que significa que se tiene poco control sobre él.

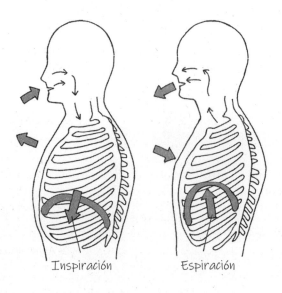

Inspiración   Espiración

Diagrama 1: El diafragma y los músculos intercostales son los principales músculos implicados en la respiración.

El diafragma es como el Mo Farah de los músculos, un corredor de maratón: es un músculo de gran resistencia y requiere muy poca energía para funcionar.

Músculos accesorios

Son un grupo de músculos que apoyan el movimiento de la pared torácica. Cuando los músculos situados entre las costillas (los músculos intercostales externos) se contraen, expanden la caja torácica hacia fuera y provocan la inhalación del aire. Al espirar, los músculos se relajan de forma pasiva. Durante una actividad que requiere un mayor esfuerzo, se necesita más oxígeno, ya que los músculos y otros tejidos del cuerpo se vuelven más activos. Para aumentar el oxígeno, la respiración se vuelve más fuerte y rápida. Por lo tanto, empiezan a entrar en funcionamiento el resto de los músculos accesorios que rodean el pecho. Estos músculos participan en la expansión y contracción de la caja torácica, lo que da lugar a un mayor movimiento del aire hacia dentro y fuera de los pulmones.

Los músculos accesorios son como Usain Bolt, corredores de esprint que pueden llegar a utilizar hasta un treinta por ciento más de la energía del cuerpo para trabajar.

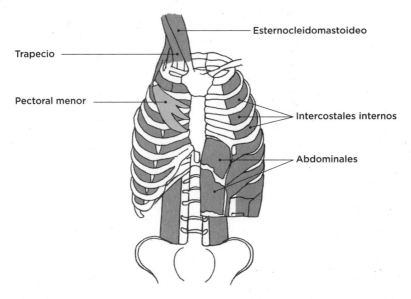

Diagrama 2: Los músculos accesorios de la respiración.

Durante la fase aguda de muchas enfermedades, la frecuencia respiratoria aumenta para satisfacer la demanda metabólica del cuerpo necesaria para combatir la infección. Asimismo, las infecciones respiratorias como el covid pueden provocar daños pulmonares que podrían comprometer la función del aparato respiratorio, así como reducir la eficacia de la captación de oxígeno en el organismo. De este modo, el ritmo de la respiración debe ajustarse a estos pulmones más débiles, lo que es una respuesta fisiológica normal. Al igual que cuando se hace ejercicio, esto se consigue respirando más rápido y empleando los músculos accesorios. La respiración suele ser más forzada de lo habitual, ya que se está utilizando la parte superior del pecho. A menudo se empieza a respirar por la boca en vez de por la nariz. Además, las hormonas de estrés asociadas a las reacciones de lucha o huida se incrementan, y esta liberación de adrenalina puede provocar cierto pánico, lo que acelera igualmente la frecuencia respiratoria.

Una vez que la infección ha desaparecido, el cuerpo debería volver a su estado normal. No obstante, en ocasiones los pacientes parecen estancarse en este estado y el patrón respiratorio que se ha desarrollado durante la enfermedad no desaparece, o tarda más tiempo en hacerlo, y entonces corre el peligro de convertirse en algo habitual. Volver al ritmo normal puede ser difícil.

Estómago hinchado

Palpitaciones

Resuello

Tos seca

Respiración rápida y superficial

Dolor en el pecho   Respiración ruidosa

Olvidarse de respirar

Mareos

Opresión en el pecho

Hormigueo alrededor de los labios

Manos y pies fríos

Incapacidad para respirar profundamente

Falta de aliento

Visión borrosa

Suspiros o bostezos frecuentes

Sensación de que la respiración no es natural

Respiraciones insatisfactorias

Pesadez en el pecho

Tabla 4: Algunos de los síntomas que suelen asociarse con la disnea.

Respirar más de lo que el cuerpo realmente necesita o hiperventilar puede provocar que se sienta cansado, y aumentar sus niveles de fatiga y ansiedad. El cuerpo responde automáticamente a la sensación de ansiedad liberando hormonas de estrés, que impulsan la reacción de lucha o huida. Esto da lugar a un círculo vicioso que empeora la falta de aire y aumenta todavía más la ansiedad.

Así que puede que el patrón de respiración no sea el único motivo por el que esté experimentando estos y otros síntomas, pero ciertamente es un factor que contribuye a ello.

> «Me encantaba tocar la flauta y nadar, dos cosas para las que necesitas tener cierto control sobre la respiración: confiaba en mi respiración. Pero empecé a darme cuenta de que cuando hablaba por teléfono o por videoconferencia gastaba enormes cantidades de energía y necesitaba tomar un respiro a mitad de cada frase. Caminar y hablar a la vez era imposible, incluso solo caminar parecía difícil. Entonces me di cuenta de que me encontraba sin aliento».

La sensación de quedarse sin aliento puede ser aterradora, sobre todo cuando la actividad que se está realizando requiere poca energía. Los pacientes suelen decir que, cuando no pueden recobrar el aliento, notan como si ellos no tuvieran el control. Sea como sea cómo le esté afectando la sensación de falta de aire, aprender las técnicas adecuadas para controlar la respiración le será de gran ayuda.

Costocondritis

Muchas personas experimentan dolor en el centro del pecho, donde se encuentra el esternón. A menudo se puede sentir cierta sensibilidad en la zona. Debido al dolor y su posición cerca del corazón, muchos pacientes creen que es un síntoma grave. Este dolor está causado por la irritación del cartílago que se encuentra entre las costillas y el esternón, en lo que se denomina articulación costocondral. Esta irritación puede empeorar a causa de una respiración irregular y la continua fricción puede causar inflamación, lo que recibe el nombre de costocondritis. Normalmente, la inflamación desaparece cuando el paciente empieza a resolver sus problemas respiratorios.

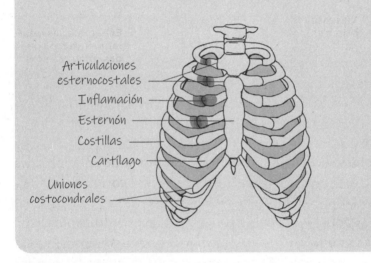

¿Qué causa la falta de aire debida al covid persistente?

Veamos los factores que pueden contribuir a los síntomas de disnea debida al covid persistente; hay que tener en cuenta que las investigaciones convencionales no han podido identificar una causa específica.

Algunos de los factores que contribuyen a la disnea son internos y otros son externos, y estos últimos pueden resultar más difíciles de evaluar o de controlar al paciente.

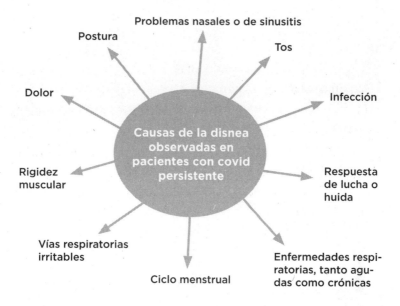

Veamos cómo algunos de estos factores pueden provocar disnea.

Dolor

El dolor en el pecho puede ser un síntoma de enfermedades respiratorias graves, como la neumonía y el covid. El dolor en sí mismo puede alterar la forma de respirar de una persona. Por ejemplo, una mujer a la que evaluamos en la clínica tenía una neumonía en la parte inferior de su pulmón izquierdo, lo que le provocaba dolor pulmonar cuando intentaba respirar profundamente. En consecuencia, había cambiado la forma de respirar y ahora realizaba respiraciones poco profundas para así evitar el dolor. Para compensar esta forma de respiración menos eficiente, también empezó a respirar más rápido. Este nuevo patrón respiratorio se convirtió entonces en su forma habitual de respirar. Meses después de la infección, incluso las actividades más sencillas de la casa la dejaban sin aliento. Otras causas que pueden provocar dolor en el pecho (véase el capítulo 8) son una mala postura, tos e inflamación. Es importante tratar todas las causas si es posible, ya que todas ellas pueden repercutir en el patrón respiratorio.

Ansiedad

«¿Por qué me sigo sintiendo mal? ¿Qué le pasa a mi cuerpo? Ya han pasado cuatro semanas desde que pasé el covid y sigo enfermo». La ansiedad induce la liberación de adrenalina y acelera nuestro ritmo cardíaco y respiratorio. En una situación en la que ya de por sí nos sentimos sin aliento, los niveles de ansiedad aumentan todavía más y se desata un círculo vicioso.

Rigidez muscular/postura

La postura puede tener un impacto directo en la respiración. Si pasa mucho tiempo sentado, esto puede restringir el movimiento del diafragma y hacer que el cuello y los hombros estén cada vez más tensos. Con frecuencia, los músculos accesorios del cuello y la parte superior del pecho también afectan a la respiración. Asimismo, si algún músculo abdominal está tenso y contraído, esto puede limitar la expansión del diafragma.

Reacción de lucha o huida

El SARS-CoV-2, el virus que causa el covid-19, afecta principalmente a los pulmones y las vías respiratorias superiores. Durante la fase inicial de la infección, el cuerpo libera hormonas (como la adrenalina) que aceleran la respiración y el ritmo cardíaco para ayudar a luchar contra la infección. Esta es una respuesta fisiológica completamente normal a la enfermedad, y, a medida que el paciente se recupera de la infección, la respiración suele volver a la normalidad. Sin embargo, se ha visto que esta vuelta a la normalidad no ocurre en algunos pacientes, de modo que desactivar esta reacción de lucha o huida (respuesta de estrés) puede suponer un desafío. Esta reacción está controlada por el sistema nervioso autónomo, una parte del sistema nervioso que regula los procesos involuntarios del cuerpo, incluidos el ritmo cardíaco, la digestión, la presión arterial y la respiración. Estos procesos están controlados por dos sistemas opuestos: el sistema nervioso simpático (SNS), que genera la reacción de lucha o huida (lo que aumenta la presión sanguínea, la respiración y el ritmo cardíaco), y el sistema nervioso parasimpático (SNP), que ralentiza estas respuestas y se activa cuando nuestro cuerpo se encuentra en un estado de relajación.

SNS: modo de lucha o huida, con el que **gastamos** nuestra energía.

PNS: modo de descanso, recuperación y digestión, con el que **conservamos** nuestra energía.

Muchas personas que padecen covid persistente dicen que notan como si estuvieran atrapadas en la reacción de lucha o huida, siempre al límite o en alerta. Esto afecta directamente a la manera de respirar. Sin embargo, por fortuna, saber controlar la forma de respirar tiene un impacto directo en el sistema nervioso parasimpático. Cuando controlamos la respiración, activamos los procesos de restauración del cuerpo necesarios para la recuperación.

«Me sentía como si fuera un tren que iba a toda velocidad, pero que hubiese descarrilado y estuviera atascado en un profundo lodazal. Ahora sé que era un círculo vicioso de estrés y ansiedad, y que había desarrollado un patrón respiratorio inadecuado. Me encontraba atascado en la reacción de lucha o huida. Estaba asustado y no entendía por qué no mejoraba».

¿Cómo podemos analizar nuestro propio patrón respiratorio?

Cuando hayamos identificado los posibles factores que pueden estar contribuyendo a la disnea postcovid, el siguiente paso consiste en analizar el patrón respiratorio. Es importante conocer nuestra propia respiración, para que, una vez que hayamos aprendido los principios de cómo respirar correctamente, podamos revaluar la respiración para ver si estamos haciendo progresos.

Recomendamos al paciente que busque un lugar tranquilo donde pueda estar cómodo y tenga la oportunidad de concentrarse en su respiración. Idealmente, este ejercicio suele realizarse tumbado con la cabeza y el cuello descansando confortablemente sobre una almohada; con las rodillas dobladas, ya sea apoyadas en un cojín o con las plantas de los pies tocando el suelo; las manos descansarán sobre el pecho, la barriga o a los lados de las costillas.

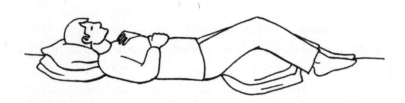

A continuación, realice poco a poco los siguientes pasos:

- Intente percibir cualquier posible tensión en su cara, mandíbula, cuello, hombros, pecho o estómago.
- Traslade su conciencia hacia cualquier dolor o molestias que sienta.
- Escuche y note su respiración: ¿puede escuchar cómo inspira y espira?
- Sienta si está respirando por la nariz o por la boca o una combinación de ambas.

- ¿Está respirando sobre la parte superior del pecho o sobre el estómago?
- ¿Su respiración es suave, profunda o superficial?
- ¿Siente ganas de respirar profundamente, bostezar, suspirar, toser o aclararse la garganta?
- ¿Contiene el aliento?
- ¿Siente que necesita pensar en su respiración?
- Cronometre la frecuencia respiratoria durante treinta segundos.

> «Me pidieron que respirase profundamente y no pude hacerlo. Cuando inspiraba, la respiración se producía a trompicones y mi cuerpo se encontraba tenso, como en alerta. Estaba claro que tenía un trastorno del patrón respiratorio y me sentía temerosa de mi respiración».

¿Qué es una buena respiración?

Si quiere asegurarse de que respira de forma eficiente, es importante entender qué es un buen patrón respiratorio. Los fisioterapeutas suelen utilizar la frase «*Nose, Low, and Slow*» ('Nariz, suave y lento'), una expresión acuñada por los fisioterapeutas de BradCliff Breathing y que adquiere todo su sentido dentro de su sistema de reaprendizaje respiratorio.

Vamos a desglosar cada término para entender qué es un patrón respiratorio eficiente.

Nariz
Fisiológicamente, el ser humano está diseñado para respirar por la nariz por una serie de razones. En primer lugar, puede calentar y filtrar el aire. En segundo lugar, nos permite ralentizar y controlar el ritmo y la profundidad de la respiración, de modo que el diafragma —el principal músculo involucrado en

la respiración— participe correctamente en el proceso. Tercero, la respiración por la nariz genera un gas llamado óxido nítrico que favorece el intercambio de gases dentro de los pulmones. A menudo decimos a los pacientes que recuerden el dicho «**la nariz es para respirar y la boca, para comer**».

Si la respiración nasal le resulta difícil a causa de una sinusitis u otro problema, puede utilizar un descongestivo nasal o realizar lavados nasales diarios. Estas técnicas ayudan a mantener las vías respiratorias despejadas. Hay productos específicos disponibles para esto que no requieren receta médica. En ocasiones, usar un aerosol nasal con esteroides puede ser conveniente para tratar una inflamación previa, pero esto es algo que cada paciente debe hablar con su médico.

Suave
Es importante tener en cuenta la profundidad y el recorrido de la inspiración. Si el paciente se concentra en utilizar la parte inferior del pecho y el vientre, el músculo del diafragma en la base de los pulmones se contraerá hacia abajo y permitirá que sus pulmones se llenen de aire, lo que maximizará la absorción de oxígeno. Si la respiración se realiza utilizando la parte superior de los pulmones —casi se puede decir que se siente superficial—, entonces el músculo de la respiración, el diafragma, estará infrautilizado y su respiración se volverá ineficiente. Después de un tiempo, puede tener la incorrecta impresión de que respirar con la parte superior del pecho es necesario para crear una respiración satisfactoria. Para corregir este patrón respiratorio, es posible que tenga que empezar a usar conscientemente la respiración abdominal. Puede resultar extraño al principio, igual que ocurre cuando se intenta romper con cualquier hábito, pero con el tiempo y la práctica, la respiración volverá a ser normal y automática.

El volumen de aire respirado es igualmente importante. Los pulmones sanos tienen capacidad para contener entre cuatro y seis litros de aire, dependiendo de la edad, el sexo y el origen étnico. Cuando respiramos en reposo, el volumen de aire que solemos intercambiar —conocido como volumen tidal o corriente— es de unos quinientos mililitros. Se puede decir que es algo más grande que una lata de Coca-Cola. Este hecho sorprende a mucha gente, ya que suelen pensar que una respiración más grande es una mejor respiración.

Lento

La frecuencia respiratoria normal de una persona sana y en forma es de unas ocho a doce respiraciones por minuto. Es la frecuencia óptima para que el cuerpo trabaje de forma eficiente. Sin embargo, si la respiración del paciente no es eficiente, esta frecuencia no satisfará las demandas del cuerpo y, para compensarlo, tendrá que respirar más a menudo. Si se concentra en el ritmo de la **inhalación** y la **exhalación,** puede empezar a regular el ritmo de su respiración. Cuando practique esta técnica por primera vez, es recomendable que la ratio temporal entre inhalación y exhalación le resulte cómoda. Normalmente, aconsejamos empezar con una ratio de 2:3. Esto significa inhalar durante dos segundos y exhalar durante tres. Si le resulta difícil, al principio concéntrese más en exhalar que en inhalar.

Algunas prácticas de respiración especiales, utilizadas en terapias holísticas como el yoga, el pilates o el *mindfulness,* abogan por tiempos de inspiración y espiración mucho más largos, que pueden resultar muy beneficiosos. En cualquier caso, lo más importante cuando se centre en reaprender a respirar y dedique tiempo a corregir su patrón respiratorio es que todo le sea lo más sencillo y cómodo posible.

Una buena práctica respiratoria

Ahora que hemos visto los aspectos más importantes de la respiración, la clave está en practicar y evaluar con regularidad nuestra respiración. La mejor posición para practicar una buena respiración es ponerse de espaldas en la misma postura en la que le hemos pedido que evaluara su respiración, en un lugar cómodo, cálido y relajado.

- Túmbese con la cabeza, el cuello y los hombros completamente relajados sobre una almohada y coloque un cojín debajo de las rodillas. Imagine que sus pies son las agujas de un reloj: con el derecho marca las dos y con el izquierdo, las diez. El objetivo es relajar los músculos posturales, abdominales y accesorios de la respiración tanto como sea posible (véase la imagen de la página 90).
- Coloque las manos sobre el vientre, justo por debajo del ombligo, con las puntas de los dedos tocándose y los codos relajados hacia los costados.
- Concéntrese en los consejos anteriores, y observe cómo la inspiración se hace por la nariz y llega hasta el vientre, y es lenta y controlada.
- La espiración es un movimiento pasivo y no debe forzarse. Debe sentirla como una relajación de los músculos.

Falta de aliento

Una vez que empiece a practicar, es posible que experimente una sensación de falta de aliento, o una apremiante necesidad de realizar una profunda respiración. Esto es del todo normal, ya que su cuerpo permanece atascado en su patrón respiratorio corriente y, por lo tanto, no se siente cómodo con el cambio. Lo ideal es que intente aguantar todo el tiempo que sea posible. Intente rechazar el impulso, cuente otras tres o cuatro respiraciones y realice luego una respiración profunda, o pruebe a distraerse con otras cosas, como por ejemplo música o ayudas visuales (tal y como se comenta más adelante en este capítulo). A medida que repita los ejercicios y practique una buena respiración, estos impulsos deberían disminuir, hasta que sea capaz de completar una sesión de diez minutos sin sentir este apremiante impulso.

«Durante las primeras cuarenta y ocho horas, para mí era tremendamente difícil resistir el impulso de realizar una respiración agónica, de efectuar la respiración profunda que mi cuerpo parecía anhelar. Así que intenté controlar mi respiración para asegurarme de que mi cuerpo recibía, a pesar de todo, el oxígeno adecuado. Ahora ya puedo controlar mi respiración de forma mucho más natural. Últimamente, cuando noto que vuelvo a caer en los viejos hábitos, sé detectarlo a tiempo y me resulta mucho más fácil volver a una respiración normal».

¿Con qué frecuencia debo practicar?

Con el objetivo de reeducar el cerebro, establecer las conexiones neuronales correspondientes y fomentar la correcta activación de los músculos primarios de la respiración, estos ejercicios deberían practicarse de forma regular a lo largo del día. En nuestra clínica, recomendamos tres sesiones de diez minutos repartidas a lo largo del día. Muchos pacientes afirman que hacerlo diez minutos antes de irse a la cama ayuda a calmar el cuerpo y a dormir toda la noche. Es importante planificar estas sesiones para incluirlas en su rutina normal. Si también padece fatiga, estos ejercicios de respiración pueden incorporarse a las pausas de descanso de su día. Igualmente, también puede hacerlos para aplacar la reacción de lucha o huida en los momentos de mayor ansiedad o estrés.

«Creo que los ejercicios me han ayudado especialmente a calmar mi ansiedad y regular mi respiración con respiraciones más largas, siento que mis músculos se relajan».

«He aprendido que esta forma de respirar estimulaba la función de digestión y reposo de la parte parasimpática del sistema nervioso autónomo, en lugar de la reacción de lucha o huida de la parte simpática. Ahora realizo este "readiestramiento respiratorio" dos veces al día durante diez o quince minutos y suelo comprobar varias veces al día que mi respiración sea lenta. Si no practico esto todos los días siento que el patrón respiratorio vuelve a cambiar y los otros síntomas aparecen de nuevo».

Consejos y trucos para practicar el control de la respiración

- Busque una forma rectangular en la habitación, por ejemplo, una ventana, una puerta o una pantalla de televisión. Siga los lados del rectángulo con los ojos, inspirando en los lados cortos y espirando en los largos. Esto puede ayudarle a prolongar la espiración.

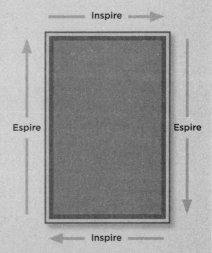

- Con una pajita ancha —la anchura es importante, para que no dificulte la respiración—, sople burbujas en un vaso de agua mientras exhala poco a poco. Asegúrese de que respira por la nariz. Esto también ayuda a alargar la fase de espiración del ciclo respiratorio.

«¡Me hizo mucha ilusión soplar burbujas a través de una pajita! Me recordaba a cuando era un niño y hacía burbujas en un batido de fresa».

- Cuando esté tumbado practicando la respiración, es posible que le resulte útil adoptar la pose de playa BradCliff™, con las manos por debajo de la cabeza. Esto ayuda a relajar los músculos accesorios y a reducir los movimientos en la parte superior del pecho cuando intenta controlar su respiración.
- Coloque un libro de tapa dura de tamaño normal sobre su estómago cuando practique la respiración abdominal para ayudarle a tomar conciencia de la profundidad de su respiración. Observar el ascenso y el descenso del libro puede ayudar como estímulo visual.
- Diga a sus familiares o compañeros de trabajo que le ayuden a observar su respiración y que le avisen si notan que se vuelve superficial o rápida. Si les explica por qué no debería respirar de forma superficial, pueden ayudarle a sentirse más tranquilo y seguro, así como apoyarle para que recupere el control de su respiración.
- Utilizar un ventilador de mano sobre la cara puede reducir la sensación de falta de aire; también sirve una toalla fría en la cara.
- Relájese: es importante que practique estos ejercicios cuando su cuerpo se sienta en un estado de relajación. Puede hacer un breve ejercicio de *mindfulness* u otra meditación antes de la respiración si se sientes cómodo. Si no, también puede tomarse un momento para «analizar su cuerpo» y buscar dónde puede sentir tensión y/o o molestias, y centrarse en relajar estos músculos o zonas de tensión.

«Cuando los síntomas vuelven a aparecer, los ejercicios de respiración me sirven para recuperar el control».

«Ha supuesto una diferencia muy grande en mi calidad de vida en los últimos días. Es una pequeña acción con un impacto muy grande».

¿Cómo puede convertir esto en una actividad física?

A medida que se sienta más cómodo poniendo en práctica la técnica de respiración mientras está tumbado, puede comenzar a hacer pequeños progresos: primero, empiece a hacerlo sentado; luego, mientras está de pie y, progresivamente, empiece a realizarlo mientras camina o sube las escaleras. Si el nivel de esfuerzo es mayor, es natural que su respiración y su ritmo cardíaco aumenten y que empiece a respirar por la boca. Sin embargo, mientras esté caminando por terreno llano y a su propio ritmo, intente respirar con tranquilidad y siga respirando por la nariz todo lo que pueda. Esto puede ser un poco difícil al principio, pero se hará más fácil con la práctica.

> **Consejos que puede poner en práctica cuando camine, suba escaleras y aumente la actividad en general**
>
> - Si le resulta difícil respirar por la nariz, puede probar a espirar a través de los labios fruncidos. Imagínese que sopla suavemente una vela para hacerla parpadear.
> - Si nota que le falta el aire al hacer un ejercicio, o en cualquier momento, siga el dicho de muchos terapeutas: «**Para, respira y relájate**», basado en la técnica de Bradcliff: Stop Drop Flop.™

- **Para**, deje de hacer lo que está haciendo y compruebe su patrón de respiración.
- **Respira**, apoye una mano en la barriga y realice varias respiraciones bajas y lentas, inspirando y espirando por la nariz.
- **Relájate**, relaje los músculos del cuello y la cintura escapular, y deje escapar el aire por la boca.

- Antes de extender la mano hacia delante o agacharse para recoger algo, inspire lentamente por la nariz, y luego exhale a medida que se levanta. Esta técnica, denominada *«blow as you go»* en inglés ('sopla mientras subes'), se utiliza a menudo para ayudar a las personas a recordar que deben dejar escapar el aire durante una actividad que requiere esfuerzo.
- Cuando suba las escaleras o una pendiente, o cuando vaya a un ritmo más rápido de lo normal, puede acompasar la respiración con sus pasos. Un ejemplo de esto puede ser inspirar durante dos pasos y luego espirar durante tres, o inhalar durante tres y exhalar durante cuatro. Es importante que el paciente busque la secuencia más cómoda y natural. Incluso puede que, con el tiempo, cambie las secuencias a medida que se vaya acostumbrando a usar técnicas de respiración.
- Compruebe su respiración a intervalos regulares e intente no contener la respiración o inhalar demasiado aire, sin inflar de más los pulmones; ¡**si duda qué hacer, exhale!**[*]
- Practicar el control de la respiración antes y después de una actividad reduce la sensación de falta de aire y le permite sentir que tiene más control sobre su cuerpo.

---

[*] Al respecto, BradCliff™ ha acuñado la expresión *«If in doubt, breathe out!»*. *(N. de la T.)*

Posiciones útiles ante la falta de aire

No siempre que se quede sin aliento le será posible tumbarse en el suelo y practicar los ejercicios que hemos descrito. Los siguientes diagramas muestran una serie de posiciones útiles para ayudarle a recuperar el control de la respiración con la técnica «*Nose, Low and Slow*™» ('Nariz, suave y lento') de BradCliff.

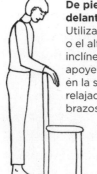

De pie inclinado hacia delante
Utilizando una silla, una mesa o el alféizar de una ventana, inclínese hacia delante y apoye suavemente los brazos en la superficie. Mantenga relajados los músculos de los brazos y las manos.

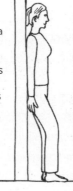

De pie apoyado en la pared
De espaldas a una pared, coloque los pies ligeramente separados y aproximadamente a unos 30 cm delante de usted, y apóyese en la pared. Deje los brazos reposando a los lados.

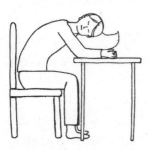

Sentado inclinado hacia delante (con una mesa)
Inclínese hacia delante desde la cintura sobre una mesa y apoye la cabeza y el cuello sobre una o dos almohadas. Sus brazos pueden descansar sobre la almohada o sobre la mesa.

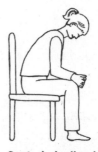

Sentado inclinado hacia delante (sin mesa)
Inclínese hacia delante desde la cintura y apoye los codos en los muslos. Mantenga relajados los músculos de los brazos y las manos.

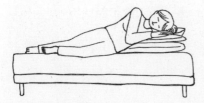

Tumbado de lado
Tumbado de lado con las rodillas ligeramente flexionadas, apoye la parte superior del cuerpo sobre almohadas, asegurándose de que la cabeza y el cuello están apoyados.

Consejos para respirar y hablar adaptados de Bradcliff™

La voz se produce por el flujo de aire que golpea las cuerdas vocales al espirar. La garganta, la lengua, los labios y el velo del paladar son los encargados de modificar el sonido. El diafragma controla la respiración, así que cualquier alteración en la forma de respirar puede contribuir a causar problemas de voz o a una mayor falta de aliento al hablar.

- Respire lentamente por la nariz entre frases mientras habla, en lugar de jadear e inhalar aire a través de la boca. Lleve el aire más abajo de la zona superior del pecho.
- Cuando tenga más práctica, tome pequeños sorbos de aire por la boca entre frases, asegurándose de que el aire se desplaza con lentitud hacia el vientre.
- Utilice comas mentales en su discurso para crear pausas.
- Practique hablar delante de un espejo; por ejemplo, recite el alfabeto poco a poco. Empiece muy despacio y preste gran atención a lo que hace. Siéntese, relaje el cuello, la cintura y la parte superior del pecho, inspire por la nariz y lleve el aire hasta el vientre, luego diga lentamente «a», utilizando todo el aire que acaba de inspirar para emitir el sonido. Párese un momento y luego repita el proceso y diga «be», y así sucesivamente.
- Practique la lectura en voz alta de un libro y grábese. Controle sus progresos repitiendo esto cada dos semanas.
- Compruebe sus mensajes en el buzón de voz para ver si está hablando rápido y si parece faltarle el aliento.
- Observe la respiración de otras personas cuando hablan y durante las conversaciones telefónicas.
- Continúe concentrándose en la técnica *Nose, Low and Slow*™ (Nariz, suave y lento).

GUÍA PRÁCTICA PARA PACIENTES DE COVID PERSISTENTE

«El truco de poner una coma mental entre frases, ralentizar mi forma de hablar, hacer una pequeña respiración nasal entre oraciones y plantearme lo que quería o necesitaba decir hizo que hablar por teléfono o en una videollamada resultara más fácil, menos cansado y más consciente».

Consejos para respirar y comer

- Evite comer muy rápido: siéntese para comer y evite hablar con la boca llena. Esto puede provocar una ingestión de aire y una posterior hinchazón. Tome bocados muy pequeños si nota tirantez en la garganta.
- Cuando coma, sea consciente de su postura, ya que estar sentado de cualquier forma en una silla baja puede hacer que el estómago limite el movimiento del diafragma.
- Beba a sorbos pequeños para evitar tragar aire. Beber con una pajita es una buena forma de practicar cómo sorber y deglutir para evitar tragar aire.

Tos

Un síntoma común observado durante la fase aguda del covid es la tos seca. Durante el covid persistente, este síntoma permanece.

La tos es una respuesta corporal natural que ayuda a despejar las vías respiratorias y la garganta de material. Este material puede ser un cuerpo extraño (por ejemplo, comida) o esputo (mucosidad o flema). Sin embargo, la tos también puede ser un síntoma de una afección subyacente. Si persiste durante más de ocho semanas, es aconsejable que acuda

102

a un médico. Si no se encuentra ninguna causa, entonces es probable que la tos no sirva para nada y que se haya convertido puramente en un hábito. La tos frecuente aumenta el gasto de energía y, con el tiempo, puede llegar a ser agotadora. También puede provocar dolor en el pecho o las costillas, e irritar las vías respiratorias y la laringe. Esto aumenta la necesidad de toser y pone en marcha un círculo vicioso.

Si no existe una causa subyacente para la tos, es conveniente tomar medidas para controlarla y reducir el impacto que tiene en su vida. He aquí algunos consejos y trucos generales que pueden resultarle útiles. Al igual que con otras estrategias de autogestión para el covid persistente, cuanto más practique, más fácil le resultará incorporar estos planteamientos a su día a día. Las técnicas de respiración que hemos aconsejado, sobre todo la respiración nasal, pueden ayudar a reducir la irritación de la garganta y las vías respiratorias superiores.

- Asegúrese de beber mucha agua a lo largo del día y procure tener una botella de agua a mano por la noche. Esto puede ayudarle a mantener la garganta hidratada y así reducir la sensación de cosquilleo que pueda tener.
- Evite o reduzca al mínimo el consumo de bebidas con cafeína, ya que estas pueden aumentar la tos.
- Evite otros factores de irritación externa como el humo o el perfume, que pueden irritar las vías respiratorias y favorecer la tos y la acidez.
- Si tiene que toser, intente «tragarse la tos» o chupe un caramelo o un cubito de hielo para aliviar la garganta.
- Si utiliza inhaladores de forma regular, compruebe de vez en cuando que los aplica con la técnica correcta, ya que una mala técnica puede estimular la tos. Si utiliza un inhalador de esteroides, asegúrese de enjuagar la boca después de usarlo para eliminar cualquier residuo perjudicial de la garganta.

Apoyo adicional

Si sigue experimentando disnea o síntomas similares, le aconsejamos que busque el consejo de su médico y el apoyo de un fisioterapeuta, quien podrá realizar una evaluación completa y proporcionarle las mejores estrategias para ayudarle con su caso concreto de reeducación del patrón respiratorio.

Resumen

- La falta de aliento es uno de los síntomas más comunes del covid persistente y puede generar miedo y resultar incapacitante.

- Por lo general, las pruebas realizadas a los pacientes de covid persistente que presentan disnea arrojan resultados normales y no muestran evidencias de daño pulmonar.

- En la Clínica de Covid Persistente encontramos a muchos pacientes que tienen que hacer frente a la falta de aire. Haber modificado el patrón respiratorio puede ser un factor que explique esta situación, y es posible que dé lugar a muchos de los otros síntomas tratados en este capítulo. Esto se conoce como trastorno del patrón respiratorio.

- Si el paciente pone en práctica las estrategias y técnicas que hemos explicado en este capítulo, aprenderá a tomar el control de su respiración, ajustar su patrón respiratorio y reducir la sensación de falta de aire.

Capítulo 4

El sueño y el covid persistente

En este capítulo explicaremos los aspectos básicos del sueño normal, describiremos los problemas que contribuyen a un sueño de baja calidad en los pacientes que padecen covid persistente y proporcionaremos varios consejos sobre cómo mejorar la calidad del sueño. También examinaremos el trastorno del sueño más común, la apnea obstructiva del sueño (AOS), que puede ser un factor digno de atención si el paciente experimenta una somnolencia excesiva.

Repercusiones de un sueño de baja calidad

Todavía estamos en proceso de comprender cómo el virus SARS-CoV-2 causa toda la gama de síntomas que vemos en el covid persistente. Algunos síntomas son sencillos de explicar, como la pérdida del olfato —causado por la irritación de las vías nerviosas olfatorias—, pero otros síntomas, como la fatiga y la alteración del sueño, no tienen una causa tan clara. El trastorno del sueño es un síntoma de muchas enfermedades y puede tener una gran influencia en el malestar que sentimos, y casi siempre influye en cómo lidiamos con los síntomas de nuestra enfermedad.

Muchos pacientes que luchan contra el covid hablan de alteraciones en su patrón de sueño, lo que puede afectar a su calidad. Un sueño de baja calidad tiene amplias repercusiones, ya que afecta a funciones cognitivas como la memoria, el procesamiento y el razonamiento. También afecta a nuestra salud emocional y mental y, a largo plazo, aumenta el riesgo de sufrir graves problemas médicos y psicológicos. La mayoría de personas que sufren covid persistente descubren que dormir poco empeora casi todos los demás síntomas, sobre todo la fatiga y la niebla mental. Por el contrario, tras una noche de sueño reparador, muchos de estos síntomas desaparecen y los pacientes reconocen que se sienten más capaces de afrontar el nuevo día.

> «Tengo dos hijos, así que sé lo que significa la privación de sueño, pero esto estaba a otro nivel. Estaba TAN cansada que, si tenía la suerte de quedarme dormida, me despertaba a los pocos minutos como si me hubieran inyectado café en las venas. Era agotador».

La forma en que el covid persistente influye en el sueño varía según las personas. Puede que al paciente le resulte difícil conciliar el sueño, o puede que sí consiga dormir, pero tenga problemas para permanecer dormido, despertándose muy temprano por la mañana o a intervalos durante la noche. Para algunos, experimentar sueños vívidos o desagradables puede ser un problema. Para otros, dormir durante demasiado tiempo puede ser un asunto tan preocupante como carecer de un sueño de buena calidad.

La mayoría de las personas que padecen covid persistente dicen que ya no pueden conciliar el sueño. En la Clínica de Covid Persistente, si un paciente tiene problemas con el sueño, solemos preguntarle sobre sus hábitos de sueño, incluyendo la hora a la que se duerme y la hora a la que se despierta por la mañana. Examinar las razones por las que el paciente se despierta por la noche —si las conoce— puede ser útil para ayudar a comprender los factores que contribuyen a un sueño de mala calidad. Estas preguntas también pueden ayudar a identificar los trastornos del sueño, como la apnea obstructiva del sueño, que pueden haberse desarrollado o empeorado después de padecer covid.

El sueño

El sueño es de vital importancia para nuestra salud y bienestar; es tan fundamental como comer o beber. Pasamos aproximadamente un tercio de cada día durmiendo y este tiempo es crucial para formar recuerdos, aprender, procesar emociones y adquirir una buena salud física.

La presión del sueño

Hay dos procesos que controlan el sueño (véase la figura 1). Al primero se lo denomina «presión del sueño». Se refiere a la necesidad creciente —o «presión»— de dormir que se acumula durante el día a medida que se alarga el número de horas que estamos despiertos. Algunas circunstancias pueden aumentar la presión del sueño, como las enfermedades —incluyendo las infecciones—, las actividades mentalmente exigentes y el aumento de la actividad física.

El reloj corporal

El segundo proceso es nuestro reloj corporal —también llamado ritmo circadiano—, que está controlado por las horas de luz. Por la mañana, la luz del día nos ayuda a despertarnos y, por la tarde, la oscuridad nos da sueño. Esto se debe a que la oscuridad estimula al cerebro a producir una hormona llamada melatonina que es crucial para controlar nuestro reloj corporal. El aumento de los niveles de melatonina y el aumento de la presión del sueño —debido a las horas que hemos estado despiertos— actúan combinados para ayudarnos a dormir bien por la noche. Por lo tanto, las actividades que interrumpen

107

cualquiera de ellas pueden dificultar que conciliemos el sueño. Por ejemplo, la exposición a la luz a última hora de la tarde —especialmente a la luz azul emitida por las pantallas electrónicas— puede retrasar la liberación de melatonina, mientras que dormir la siesta durante el día reduce la presión del sueño y el impulso de dormir por la noche.

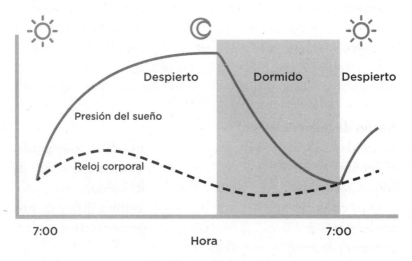

Figura 1: Los dos procesos que controlan el sueño son la presión del sueño y el reloj corporal o ritmo circadiano. Después de despertarnos, la presión del sueño se acumula a lo largo del día, lo que aumenta la necesidad de dormir. Por la mañana, la luz del día despierta nuestro reloj corporal, y eso nos mantiene alerta hasta la puesta de sol. El crepúsculo desencadena la liberación de melatonina, que, junto con el aumento de la presión del sueño, nos produce somnolencia. Por la noche, dormir restablece nuestra presión del sueño, lo que nos permite despertarnos renovados por la mañana.

¿Cuántas horas de sueño necesitamos?

Cada persona necesita distintas cantidades de sueño para funcionar con normalidad. La mayoría duerme entre siete y nueve horas por noche. Quizá el lector sea una de esas personas que normalmente se las arregla con menos de siete horas —¡qué suerte!— o puede que se encuentre en el extremo más somnoliento de la escala y necesite más de nueve horas de sueño por noche.

Los estilos de vida modernos, con sus estresantes horarios y cantidad de pantallas, a menudo alteran los procesos normales que controlan el sueño y pueden impedir que las personas duerman lo suficiente. Se sabe que, a largo plazo, reducir el sueño a menos de seis horas se relaciona con un mayor riesgo de problemas de salud, como la diabetes, la hipertensión y las enfermedades cardíacas.

Sueño de buena calidad

La calidad del sueño también es importante. Para conseguirla, el cerebro necesita pasar por las diferentes fases del sueño de forma natural (véase el cuadro del ciclo del sueño).

Los ciclos del sueño varían de una persona a otra y de una noche a otra en función de una amplia gama de factores (edad, consumo de alcohol, medicación).

Cada ciclo dura unos noventa minutos; en general, hacemos este ciclo entre cuatro y seis veces por noche. El primer ciclo suele ser el más corto, mientras que los posteriores tienden a ser un poco más largos. Normalmente nos despertamos o estamos al borde de la vigilia al final del ciclo antes de pasar al siguiente. Algunas personas se quejan de que suelen despertarse a la misma hora cada noche; esto, sin embargo, es una señal de que el reloj corporal interno funciona bien y con regularidad.

Sorprendentemente, dormir más horas también está relacionado con problemas físicos y psicológicos. Con el tiempo, puede contribuir al deterioro del estado físico y a la fatiga, junto con otros problemas como el dolor de cabeza, la alteración del estado de ánimo y el dolor.

El ciclo del sueño

Cuando nos quedamos dormidos, nuestros músculos se relajan, y la respiración y el ritmo cardíaco disminuyen. Entonces tienen lugar las fases más ligeras del sueño (denominadas etapas 1 y 2); luego pasamos a un sueño más profundo, denominado etapa 3, y el sueño REM (del inglés *Rapid Eye Movement* o sueño de movimientos oculares rápidos). Durante la fase de sueño REM, los músculos se paralizan casi por completo, excepto los involucrados en la respiración y los de los ojos. Bajo los párpados, los ojos se están moviendo con rapidez —de ahí su nombre—, y es en esta etapa cuando se producen la mayoría de sueños. También se cree que estas etapas más profundas del sueño favorecen el aprendizaje, la memoria y el estado de ánimo. Por lo tanto, la reducción de estas etapas puede perjudicar la formación de la memoria, el aprendizaje y el procesamiento emocional. A lo largo del tiempo, esto puede dañar fisiológicamente el cuerpo y aumentar el riesgo de problemas médicos. Los patrones de sueño irregulares, el sueño interrumpido y los trastornos del sueño reducen este sueño reparador. Los medicamentos —incluidas las pastillas para dormir— y el alcohol pueden provocar que resulte más fácil conciliar el sueño, pero perjudican la capacidad del cerebro para alcanzar las cotas más profundas del sueño, por lo que tienen un efecto negativo en la calidad del sueño en general.

Dormir con covid persistente

Cuando padecemos una enfermedad, incluido el covid, generalmente tendemos a dormir y a descansar más. Esta es una respuesta fisiológica importante, ya que mejora la capacidad de nuestro sistema inmunitario para combatir la infección. El proceso restaurador del sueño también es esencial para la recuperación y ayuda a la curación. De hecho, después de haber sufrido una enfermedad aguda, a menudo nos sentimos agotados y sin fuerzas durante algunas semanas a medida que nuestro cuerpo se recupera. Con frecuencia, las personas que han estado gravemente enfermas de covid descubren que necesitan dormir unas horas más cada noche, e incluso durante el día. Es una respuesta completamente normal. Después de varias semanas o meses, las horas de sueño necesarias suelen reducirse de nuevo.

Sin embargo, en muchas personas que padecen covid persistente, los problemas de sueño no están relacionados con el exceso de sueño, sino con su mala calidad. Los pacientes suelen perder su patrón de sueño normal, o descubren que su sueño se ve interrumpido y fragmentado. A muchos les cuesta quedarse dormidos. Aunque una multitud de factores contribuyen a la mala calidad del sueño cuando se padece covid persistente, hay algunas causas frecuentes. Mientras lea los siguientes párrafos, piense en cuáles de estos factores pueden estar afectando a su sueño, y luego considere si los siguientes consejos pueden ayudarle a dormir mejor.

Fatiga

Tal y como vimos en el capítulo 2, la fatiga y el cansancio no son lo mismo. El cansancio es una parte normal de la vida e indica la necesidad de dormir. Normalmente, tras una buena noche de sueño, los niveles de energía se restauran y la sensación de cansancio desaparece. La fatiga es algo mucho más persistente y generalizado, es una sensación de agotamiento por todo el cuerpo que puede limitar el funcionamiento normal y que solo desaparece de forma parcial (o temporal) con el sueño. Las personas dicen sentirse completamente faltas de energía o agotadas.

Sin embargo, aunque haya diferencias, el cansancio y la fatiga están intrínsecamente relacionados. Cuando estamos cansados, también sentimos fatiga; cuando sentimos fatiga, generalmente nos sentimos cansados. Así que, para ayudar a reducir los niveles de fatiga, un sueño de buena calidad es fundamental.

Por instinto, cuando nos sentimos cansados o fatigados, buscamos descansar. Dormir una siesta durante el día puede ser útil en ocasiones, ya que nos ayuda a tener energía suficiente para realizar las tareas básicas del día a día, como cocinar la cena y cuidar de los niños. Sin embargo, una siesta prolongada puede ser contraproducente. Después de veinte minutos, empezamos a entrar en las fases más profundas del sueño y, como estas reducen la presión del sueño, trastocan el ritmo normal del sueño y pueden hacer que sea difícil conciliarlo por la noche o permanecer dormido. Las personas que duermen la siesta durante el día suelen tener un sueño inquieto y ligero por la noche, con interrupciones frecuentes. Nace entonces la tentación de quedarse en la cama e intentar dormir hasta tarde para compensar la mala calidad del sueño nocturno. Esto desajusta todavía más el reloj corporal y perturba el patrón del sueño, lo que aumenta en última instancia la sensación de cansancio y fatiga. Una buena higiene del sueño puede ayudar con esto (véase página 116).

Pérdida de la rutina

El covid persistente puede tener un gran impacto en la vida laboral, y muchas personas que padecen covid persistente son incapaces de volver a sus horarios rutinarios normales. Perder la rutina puede hacer que también cambie la rutina de irse a la cama, y puede que cada día el paciente se levante y se acuestes a una hora distinta. Esta reducción en la actividad física y mental puede reducir la presión del sueño; aunque se sienta cansado, le cuesta conciliar el sueño y mantenerse dormido.

Una reducción del ejercicio físico

La mayoría de las personas que padecen covid persistente antes tenían una buena forma física, y el ejercicio formaba parte de su rutina diaria o semanal. Está demostrado que el ejercicio aeróbico moderado mejora la calidad del sueño, por lo que resulta más fácil conciliar el sueño y alcanzar las etapas más profundas, en las que el sueño se vuelve reparador.

Cuando uno se siente fatigado y padece covid persistente, hacer ejercicio no resulta fácil ni atractivo. Algunos pacientes tienen dificultades para realizar actividades cotidianas sencillas, como vestirse y prepararse el desayuno, por lo que la cantidad de actividad física realizada se reduce enormemente. También es frecuente que, durante el covid persistente, la fatiga del paciente empeore tras el ejercicio físico; en ocasiones, este agotamiento puede perdurar varios días.

Desgraciadamente, no hay una solución rápida para este problema. Es muy importante que el paciente vaya aumentando los niveles de actividad física poco a poco y según su propio ritmo. Aunque no pueda realizar ejercicio con la intensidad que lo hacía antes, tal vez le sea posible incorporar pequeñas actividades físicas a su día a día. La cantidad de ejercicio que puede realizar debe ajustarse a su caso específico. En el capítulo 5 encontrará más consejos al respecto.

Salud psicológica

Los trastornos del sueño son comunes cuando se padece covid persistente, y un sueño de mala calidad aumenta las posibilidades de experimentar alteraciones del estado de ánimo, ansiedad y depresión. Muchas personas con covid persistente se sienten frustradas por no estar bien y eso les provoca mucho estrés y preocupación, lo que puede repercutir directamente en la calidad del sueño. También es posible que esta ansiedad y el bajo estado de ánimo ya existieran en cierta medida antes del covid, pero que estos problemas hayan empeorado desde la enfermedad.

La ansiedad y el estrés crónico se asocian con un aumento de la excitación fisiológica en el que las hormonas (cortisol y adrenalina) se liberan en el cuerpo y activan la reacción de lucha o huida. Aunque esto tiene sus ventajas en momentos de emergencia o alta presión, no es útil para conciliar el sueño. Las personas que padecen ansiedad suelen tener dificultades para conciliar el sueño: se despiertan con frecuencia por la noche o en las primeras horas de la mañana y son incapaces de volver a dormirse. Otros tienen la sensación de haber dormido muy mal y de despertarse a la mínima. El sueño de buena calidad desconecta la reacción simpática de lucha o huida y activa el sistema nervioso parasimpático, lo que ralentiza el ritmo cardíaco y la respiración, y conduce a un estado de relajación. Si crees que la ansiedad y el estrés interfieren en su sueño nocturno, realice una actividad relajante o escuche una meditación guiada antes de acostarse, ya que puede ayudarle a conciliar el sueño.

El sueño interrumpido y de mala calidad es un factor de riesgo para la depresión. De forma similar, los problemas de sueño suelen darse en las personas con depresión. Despertarse muy temprano es un síntoma común de depresión; también puede serlo la somnolencia excesiva, aunque con menor frecuencia. Si el paciente siente que tiene un bajo estado de ánimo o ansiedad crónica, debería hablar de estos temas más a fondo con su médico.

Cuando uno está enfermo, es habitual sentirse preocupado por las consecuencias de una mala noche, pero forzar el sueño puede ser contraproducente y es posible que se convierta en un círculo vicioso de mala calidad del sueño. Puede ser difícil romper este círculo, de modo que podría resultar útil la terapia cognitivo-conductual (TCC), una terapia del habla que ayuda a manejar los pensamientos o el comportamiento. La TCC-i (TCC-insomnio) es una TCC específicamente diseñada para personas con insomnio y puede ser útil en este caso.

Pesadillas / sueños vívidos / trastorno de estrés postraumático

Después de una experiencia traumática como el covid, no es extraño que un paciente tenga pesadillas, ya que los sueños suelen reflejar lo que ha ocurrido durante nuestro día a día. Muchas personas que padecen covid persistente dicen tener sueños vívidos; algunos también describen recuerdos de acontecimientos relacionados con su enfermedad, aunque, para otros, los sueños no reflejan sus experiencias.

> «En general, me siento bastante afortunado y creo que me ha ido bien desde que salí del hospital. Tengo bastantes cambios de humor y a veces me vienen a la mente vagos recuerdos de haber estado en cuidados intensivos. En uno de mis sueños, me miro desde arriba y me veo con el respirador cuando están a punto de tumbarme boca abajo».

Para algunas personas, el miedo asociado a la enfermedad —especialmente si se ha sufrido falta de aire por la noche— nunca desaparece por completo, y los enfermos pueden tener miedo a dormir. Esto se ve sobre todo en pacientes tratados en el hospital que necesitaron asistencia respiratoria o que ingresaron en la unidad de cuidados intensivos.

Los recuerdos, los sueños vívidos o las pesadillas son frecuentes después de estas experiencias y pueden ser un síntoma de trastorno de estrés postraumático (TEPT). Si el lector experimenta estos síntomas, sería conveniente que hablara de ellos con su médico.

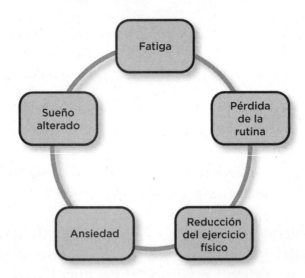

Figura 2: Factores que provocan trastornos del sueño en el covid persistente. La fatiga es un síntoma muy común en las personas con covid persistente. La fatiga suele provocar una pérdida de la rutina y una reducción del ejercicio físico. Estos factores, unidos a la ansiedad —que a menudo se ve exacerbada por el covid persistente— y la actual pandemia de Covid-19— pueden provocar trastornos del sueño, que por sí solos probablemente empeoren la fatiga.

Consejos prácticos

Una vez examinadas algunas de las razones por las que se desarrollan los trastornos del sueño después del covid, la conexión que existe entre todos los problemas está bastante clara. Así pues, veamos algunas formas de ayudar a mejorar el sueño, con independencia de los factores que contribuyan a ello.

Higiene del sueño

Es esencial adoptar una rutina de sueño saludable y evitar los comportamientos que repercuten negativamente en la calidad del sueño. El conjunto de medidas para ayudar a mejorar la calidad del sueño se conoce como **higiene del sueño**. Aunque algunos de los consejos que veamos aquí puedan parecer un poco obvios, muchos de los pacientes que se enfrentan problemas de sueño no siguen estas prácticas. Mientras lee los consejos, piense si ha seguido estos principios y, si no es así, intente adoptarlos para ver cómo repercute esto en la calidad de su sueño en las próximas semanas.

Horario de sueño
- Intente mantener un horario fijo para acostarse y también para levantarse. Esto ayuda al reloj corporal y favorece el sueño.
- Mantenga su rutina de acostarse aproximadamente a la misma hora tanto los días laborables como los no laborables.
- Intente levantarse más o menos a la misma hora los fines de semana. Evite recuperar el sueño perdido o dormir demasiado durante los fines de semana, ya que levantarse más tarde puede dificultar el sueño posterior a la hora de acostarse.
- Si trabaja en turnos rotativos, intente minimizar todo lo posible los cambios de la hora en que se acuesta.

Durante el día
- Se ha demostrado que la luz del día por la mañana es esencial para mantener un buen reloj corporal y ayudarnos así a dormir mejor por la noche. Si puede, por la mañana salga a la calle para que le dé la luz natural durante al menos diez minutos, aunque solo sea en el jardín o paseando cerca de casa.
- Dependiendo de la etapa en la que se encuentre en su recuperación, podría incorporar cierta actividad física que ayude a crear una «presión del sueño» para sentirse cansado por la tarde (véanse los capítulos 2 y 5).
- La actividad física de intensidad baja-moderada puede ayudarle a conciliar el sueño. Intente crear un hábito y, si es posible, hágalo durante el día y no cerca de la hora de irse a dormir por la noche.

117

- Evitar la cafeína después del mediodía a menudo puede ayudar si tiene problemas para conciliar el sueño. Aproximadamente el 25% de la cafeína de una taza de café permanece en el organismo unas doce horas después de su ingesta.
- Limite el consumo total de cafeína al mínimo y considere la posibilidad de probar alternativas descafeinadas. Recuerde que las bebidas con cafeína incluyen la mayoría de las bebidas energéticas y gaseosas, así como el té y el café.
- Evite el alcohol, sobre todo después de las seis de la tarde. Aunque el alcohol puede hacerle sentir somnoliento, se sabe que empeora la calidad del sueño y afecta a su estado de ánimo.

Siestas durante el día

- Si se encuentra en una fase de sus niveles de energía en la que necesita hacer siestas durante el día, planifíquelas como parte de su programa diario (véase el capítulo 2 sobre la gestión de la fatiga).
- Intente no hacer una siesta hacia el final de la tarde, ya que estará demasiado cerca de la hora de acostarse y la presión del sueño se verá reducida.
- No duerma más de veinte minutos, e intente poner una alarma antes de acostarse; de lo contrario, entrará en las fases más profundas del sueño, que pueden interferir con el sueño nocturno.
- Es mejor hacer la siesta en un lugar que no sea el dormitorio y mantener este cuarto solo para el sueño nocturno y la intimidad.

Antes de acostarse

- Intente dedicar algo de tiempo a relajarse por la tarde. Podría reflexionar sobre cualquiera de los sucesos del día o planificar actividades para el día siguiente, en lugar de hacerlo antes de la hora de acostarse.

- Puede emplear muchas técnicas de relajación antes de acostarse que le ayudarán a conciliar el sueño más rápidamente, como escuchar música relajante, hacer ejercicios de respiración o meditar. En internet o en las aplicaciones del móvil encontrará actividades de relajación guiada.

- Tomar un baño o una ducha caliente una o dos horas antes de acostarse es una costumbre que relaja el cuerpo y facilita el enfriamiento natural de la temperatura corporal, lo que después ayuda a prepararse para el sueño.

- Tenga un bolígrafo o un lápiz y papel a mano junto a la cama. Si acaba dando vueltas a las cosas, escriba sus pensamientos, así tendrá la seguridad de que estarán ahí para que pueda ocuparse de ellos en un momento más adecuado.

El dormitorio y su entorno

- Intente mantener su dormitorio exclusivamente para el sueño nocturno y la intimidad.

- Si es posible, busque un entorno separado en el que pueda trabajar o relajarse; esto hace que el cerebro entienda que el dormitorio es para dormir.

- Si esto no es posible, cree distintos ambientes en su habitación para realizar estas otras tareas y deje la cama para el sueño nocturno.

- Asegúrese de que el dormitorio resulte tan agradable como sea posible: fresco, pero no demasiado frío, oscuro y silencioso.
  — Las cortinas y las persianas pueden ayudar.
  — Los tapones para los oídos pueden ser útiles.

- Use los dispositivos electrónicos como teléfonos, tabletas, portátiles y televisores fuera del dormitorio.

- Podría considerar la posibilidad de apagar la mitad de las luces de casa unas horas antes de acostarse. Mejor aún, use velas, ya que estas emiten un espectro de luz que no produce los efectos negativos que la luz de los dispositivos tiene por la noche.

- Evite usar el teléfono como despertador para evitar la distracción de tener el dispositivo en el dormitorio.
- Intente que sus mascotas duerman fuera del dormitorio, sobre todo si son ruidosas o inquietas y pueden despertarle por la noche.

Las pantallas de los portátiles, ordenadores, tabletas y *smartphones* emiten luz azul que suprime la liberación de melatonina (la hormona del sueño). Durante el día, la luz azul —que también emite el sol— puede ser útil, ya que nos permite estar más despiertos. Sin embargo, no es conveniente recibirla antes de la hora de acostarse, ya que puede engañar al cuerpo y hacerle pensar que aún es de día. Algunas personas creen que utilizar los dispositivos a la hora de acostarse no les impide conciliar el sueño, pero sí podría interferir en su calidad. Si a esto le sumamos las estimulantes actividades que la gente suele realizar con dichos dispositivos, el sueño nocturno se ve alterado. El modo noche de la pantalla reduce la cantidad de luz azul que emiten las pantallas electrónicas, pero es aconsejable evitar el uso de dispositivos al menos una hora antes de acostarse.

«Sabía que había adoptado malos hábitos del sueño, así que empecé a poner una alarma antes de mis siestas para no dormir mucho tiempo. Hacía esto al menos un par de veces al día, y tenía miedo de volver al trabajo debido a lo cansada que me sentía. Mi jefe fue muy comprensivo y me dejó que me fuera a mi coche para hacer una siesta a mediodía, lo que me ayudó mucho. Aunque todavía acabo agotada al final del día, ahora duermo del tirón por la noche y ya no necesito dormir durante el día. Disfrutar de un buen sueño nocturno me permite ver la luz al final del túnel, pero todavía falta mucho para sentir que he vuelto a la normalidad».

Apnea obstructiva del sueño

La apnea obstructiva del sueño (AOS) es un trastorno médico que afecta a la respiración durante el sueño. Los músculos de las vías respiratorias superiores (garganta) se relajan durante el sueño; el estrechamiento de estas vías respiratorias provoca vibraciones y ronquidos y, si las vías respiratorias se estrechan demasiado, puede dar lugar a pausas en la respiración. Estas pausas suelen acabar con un fuerte ronquido, tos y una sensación de ahogo, y pueden estar relacionadas con un aligeramiento del sueño o con el despertar. Todo esto puede provocar cansancio durante el día, somnolencia y disminución de la memoria y la concentración. La somnolencia es diferente del cansancio, ya que la somnolencia hace referencia a la dificultad para mantenerse despierto y el deseo por dormirse.

Algunas personas acuden al médico pensando que tienen insomnio, cuando, en realidad, padecen la apnea obstructiva del sueño, lo que provoca que se despierten por la noche y sean incapaces de volver a dormirse. Algunos factores de riesgo de la AOS son la edad avanzada, el sexo masculino, el sobrepeso, unas amígdalas de gran tamaño y una mandíbula retraída, aunque también puede afectar a otras personas. Si usted tiene sueño durante el día y ronca con fuerza, o si alguien nota pausas en su respiración mientras duerme, debería hablar con su médico sobre la posibilidad de tener AOS, ya que esto podría estar contribuyendo a su cansancio y fatiga (aparte de otros síntomas). Es posible que le pidan que rellene un cuestionario con el que descubrir si padece apnea obstructiva del sueño.

Una alternativa es realizar un estudio del sueño, que se puede hacer en casa y que consiste en llevar un equipo que registre los niveles de oxígeno, la frecuencia cardíaca y otros parámetros como el flujo de aire, el sonido, los marcadores de alteración del sueño y los movimientos del pecho.

Los tratamientos para la apnea obstructiva del sueño dependen de la persona afectada. Las personas con síntomas diurnos leves o inexistentes pueden controlar la AOS perdiendo algo de peso, reduciendo la ingesta de alcohol y los medicamentos sedantes. Sin embargo, los pacientes que tienen síntomas graves pueden llegar a necesitar un tratamiento de presión positiva continua en la vía respiratoria (CPAP por sus siglas en inglés, *Continuous Positive Airway Pressure*). La CPAP es una máscara facial conectada a una máquina que se coloca junto a la cama y que insufla aire con suavidad en la parte posterior de la garganta para ayudar a abrir las vías respiratorias superiores y así detener los ronquidos y las pausas en la respiración —es el mismo tipo de tratamiento que se usa con las personas hospitalizadas con covid grave que necesitan ayuda para respirar—. Otro tratamiento para la AOS es un dispositivo de avance mandibular, un protector bucal especializado; lo suele ajustar un dentista y se pone sobre los dientes para dormir. Lleva los dientes inferiores y la mandíbula hacia delante para reducir los ronquidos y también puede atenuar la AOS.

«Siempre he roncado bastante por la noche, y mi mujer me decía que a veces dejaba de respirar mientras dormía y ella tenía que pincharme para que volviera a respirar. Cuando me estaba recuperando del covid, mis ronquidos eran aún peores. Me sentía cansado durante el día y me quedaba dormido viendo la televisión, e incluso en el coche mientras mi mujer conducía. Podía llegar a dormirme en un viaje de diez minutos al supermercado.

Hablé con mi médico y me mandó hacer un estudio del sueño, que demostró que tenía apnea del sueño. Un especialista me visitó y me recomendó que usara una mascarilla CPAP para que me ayudase a respirar mientras dormía. Al principio, me costó conciliar el sueño debido a la sensación de la máscara, pero seguí usándola y ahora no podría vivir sin ella. Tengo mucha más energía durante el día y ahora me duermo con facilidad. Mi mujer también está feliz, ya que también está durmiendo mejor».

Resumen

- Los trastornos de sueño son comunes en las personas que padecen covid persistente. Sin embargo, estos problemas pueden aliviarse fácilmente siguiendo algunos consejos sencillos.

- Mejorar el sueño puede ayudar a los niveles de energía, de modo que resulte más fácil hacer frente a otros síntomas y realizar las actividades diarias.

- Puede que tener una rutina regular y adoptar una buena higiene del sueño no garantice una noche de sueño perfecta, pero es probable que, con el tiempo, marque la diferencia en la calidad del sueño.

- La apnea obstructiva del sueño (AOS) puede provocar una somnolencia excesiva. Si ronca mucho y experimenta pausas en la respiración cuando duerme, tal vez debería tratar el tema más en profundidad con su médico.

Capítulo 5

Retomar la actividad física

En este capítulo, vamos a guiar al lector a través de varios consejos y estrategias que han ayudado a nuestros pacientes de la Clínica de Covid Persistente, para que, sean cuales sean sus propias circunstancias, pueda volver a hacer ejercicio físico. Esperamos que estos consejos le ayuden a reconocer en qué punto de la actividad se encuentra ahora mismo, a poder establecer objetivos realistas y a ser más activo.

Dónde se encuentra el paciente ahora

Probablemente esté leyendo este libro porque padece covid persistente y quiere volver a ser usted mismo. Quizá quiera retomar el nivel de actividad física al que estaba acostumbrado. O, a lo mejor, después de tener covid, le gustaría ser más activo de lo que era antes de enfermar. Puede que tenga preocupaciones sobre hacer ejercicio.

Todavía estamos aprendiendo cosas sobre el covid y sabemos que puede afectar al cuerpo de forma diferente en comparación con otros virus que conocemos. Es normal que, después de cualquier infección vírica o período de enfermedad, necesitemos algo de tiempo para recuperar los niveles previos de actividad física. Para los que han padecido covid, en ocasiones

125

el proceso de recuperación puede alargarse y tardar meses —o incluso años— en vez de días o semanas.

Aunque sabemos que resulta difícil evitarlo, es importante no darle vueltas al hecho de que antes del covid éramos mucho más activos. El punto de partida para la vuelta a la actividad física se debe establecer en la etapa presente. A partir de ahí, cada uno podrá empezar a progresar lentamente haciendo actividades que antes ya disfrutaba.

Expectativas

Los síntomas del covid pueden afectar a cualquiera, desde personas que apenas hacen ejercicio hasta atletas de élite que aspiran a llegar a lo más alto. Estos síntomas pueden hacer que el paciente se sienta cansado, débil, falto de aire y con dolores musculares y en el pecho, incluso mientras realiza pequeñas tareas cotidianas. Esto puede ser muy frustrante y es posible que le haga sentir deprimido. Es importante recordar que no está solo.

Incluso aunque los síntomas durante el covid sean leves, sabemos que esto no significa que la recuperación vaya a ser fácil. Tras varios meses, los síntomas podrían ser peores que durante la enfermedad inicial. Por ejemplo, un breve paseo con el perro puede resultar agotador, mientras que hacer cosas en casa como limpiar el jardín, realizar tareas domésticas o subir las escaleras puede dejarnos cansados y frustrados. Por lo tanto, es importante establecer expectativas realistas, y estas pueden ser muy diferentes a los objetivos que teníamos antes de enfermar. A medida que nos recuperemos, tendremos que aprender a escuchar nuestro cuerpo para que nos ayude a encontrar el equilibrio adecuado entre el descanso y la actividad física. Es importante saber que esto puede llevar algún tiempo.

Antes de empezar

Antes de dar los primeros pasos para empezar a aumentar el nivel de ejercicio físico, merece la pena analizar nuestras motivaciones. Como para cualquier persona que hace ejercicio, es importante encontrar algo que nos guste hacer. Reflexione ahora sobre los tipos de actividad física de que podría disfrutar habitualmente. Tómese su tiempo para responder a las siguientes preguntas:

- ¿Cómo encajaba la actividad física en mi vida antes de padecer el covid?
- ¿Con qué actividades disfrutaba en el pasado?
- ¿Qué importancia tiene para mí aumentar mi nivel de actividad física?
- ¿Estoy seguro de que podré aumentar mi nivel de actividad física?

Establecer los objetivos

La idea de cambiar y empezar a hacer ejercicio puede parecer bastante abrumadora.

Establecer objetivos puede ayudarnos a mantenernos centrados y motivados. Los objetivos pueden hacer nuestra rutina más fácil, sobre todo a la hora de lidiar con los síntomas. Plantear objetivos a corto plazo es una buena idea, ya que así los cambios parecerán más manejables. A la hora de establecer objetivos, es mejor ser **inteligente.**

Sea inteligente, establezca un objetivo

- **Específico.** El objetivo debe dejar claro lo que quiere conseguir, como por ejemplo «subir la colina cerca de casa sin detenerme».

- **Medible.** Identifique una forma de medir y seguir el progreso hacia el objetivo, como por ejemplo «aumentar cada semana o cada dos semanas el número de farolas junto a las que camino».
- **Alcanzable.** Elegir objetivos muy difíciles puede resultar demasiado complicado de alcanzar, así que opte por metas fáciles y realistas. Por ejemplo, si actualmente no es activo, en lugar de «salir a correr», un objetivo mejor sería caminar a paso rápido por una ruta corta cerca de casa sin detenerse.
- **Relevante.** Haga que los objetivos sean relevantes para las cosas importantes de su vida. Por ejemplo, caminar a paso rápido desde casa para visitar a familiares y amigos que viven en la ruta que elija, o salir en bicicleta con algún familiar o amigo.
- **Con un marco temporal.** Piense con qué frecuencia y durante cuánto tiempo realizará la actividad. En las primeras fases de la recuperación, puede tratarse de unos pocos minutos cada vez, repartidos a lo largo del día e intercalados con períodos de descanso más largos de lo habitual.

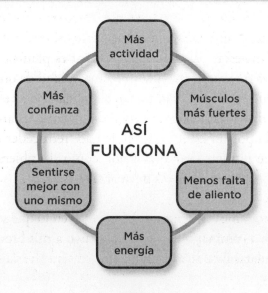

La actividad física y el malestar postesfuerzo

Los síntomas, experiencias y circunstancias vitales de cada persona son únicas. Las actividades que podemos o no realizar solo nos atañen a nosotros. Esto significa que nuestra perspectiva puede ser diferente a la de otras personas con covid persistente. Nuestros objetivos pueden estar relacionados con actividades del día a día, como tareas domésticas y recados cotidianos, retomar el trabajo o volver a hacer ejercicio a diario. Nuestra actividad física incluye lo que realizamos en nuestro tiempo libre, lo que llevamos a cabo en nuestra rutina y lo que hacemos en el trabajo o la escuela.

Es normal que nos sintamos cansados después de cualquier esfuerzo físico, pero normalmente uno se recupera rápidamente tras un pequeño descanso o una buena noche de sueño. Cuando la fatiga persiste de doce a cuarenta y ocho horas después de la actividad y dura días o semanas, se habla de malestar postesfuerzo. Cuando el paciente fije objetivos para progresar con su actividad física en todos los ámbitos, es importante que lo haga a un ritmo y a una intensidad que no provoque que sus síntomas empeoren ni después de la actividad ni en los días siguientes. Esto puede requerir un poco de ensayo y error y no hay ningún problema con eso. Recuerde que el objetivo es progresar y ser constante a largo plazo. Si cree haber experimentado malestar postesfuerzo, lo mejor es plantearse realizar actividades que reduzcan cualquier posibilidad de que eso ocurra, o reducir la intensidad para que pueda tolerar el ejercicio, así como disfrutarlo y progresar gradualmente. Cuando la fatiga causada por un esfuerzo físico le hace retroceder unos días, esto puede resultar desmoralizador, como si hubiera dado un paso atrás. Recuerde que es normal sentirse así.

«Ahora me encuentro mucho mejor en lo que se refiere a caminar y correr. Lo atribuyo a mis breves y regulares paseos, así como a las veces que he salido a correr distancias cortas a un ritmo lento. En cuanto a otros progresos, he limitado el tiempo que dedico a tareas difíciles para no caer en la zona de agotamiento y arruinar las actividades del día siguiente. Además, he conseguido mantener mi capacidad de conducir largas distancias; primero empecé con trayectos cortos y luego aumenté la distancia».

Planifique su actividad diaria para asegurarse de que no está sobrepasando los límites de sus niveles de energía actuales. Piense en el índice de esfuerzo percibido *(Rate of Perceived Exertion,* RPE por sus siglas en inglés) y consulte la tabla siguiente si este concepto no le resulta familiar. Es una forma simple de averiguar el grado de esfuerzo que realiza puntuando el ejercicio de cero a diez.

Escala de Borg CR-10*

Clasificación	Descriptor
0	Nada en absoluto
0.5	Muy muy débil
1	Muy débil
2	Débil
3	Moderado
4	Ligeramente fuerte
5	Fuerte
6	-
7	Muy fuerte
8	-
9	-
10	Muy muy fuerte (máximo)

* Borg, G., *Borg's perceived exertion and pain scales* (Human Kinetics, 1998).

El cero es el número con el que puntuaría un esfuerzo nulo, y diez corresponde a un esfuerzo máximo. Esta tabla puede ser de ayuda para elegir qué actividades quiere hacer a medida que avance en su recuperación. Podría incluir hacer las tareas domésticas, limpiar el jardín, caminar, nadar, montar en bicicleta o cualquier actividad que piense que es importante para usted.

Tenga en cuenta que esto no es lo mismo que la escala de fatiga del 0 a 10 mencionada en la actividad del capítulo 2. La tabla de este capítulo muestra una clasificación del esfuerzo (el nivel de trabajo que siente que hace mientras realiza la actividad) durante la actividad física, no la fatiga que siente después de realizar la actividad física.

Le sugerimos que, para empezar, intente mantener tu RPE en el nivel 4 o en uno inferior con una actividad que pueda considerar «un poco difícil». En la práctica, se trataría de un nivel de ejercicio físico que podría realizar mientras mantiene una conversación, aunque su respiración sea un poco más rápida. Todavía se encontraría dentro de su zona de confort, pero trabajando con más intensidad de lo habitual. Una vez realizado el ejercicio, analice los síntomas para ver cómo han respondido a este ejercicio.

> «A principios de junio, un día me desperté y tuve la súbita necesidad de hacer ejercicio. Empecé poco a poco, con un ciclo de veinte minutos por semana, y me sentía muy bien después. He cambiado —mientras era consciente de que no podía excederme— a dos y luego a tres veces por semana, y he conseguido mantener el ritmo desde entonces. Confieso que necesité un tiempo para reunir suficiente energía como para hacer ejercicio, pero hacerlo me ha dado todavía más energía».

En caso de que el paciente sufra un malestar postesfuerzo bastante agudo, debería descansar y recuperarse, lo que significa que debe asegurarse de tener una buena hidratación, una nutrición completa y un descanso tanto físico como mental. Esto también es una oportunidad para reajustar la cantidad de energía que va a gastar la próxima vez. Analice cómo se encuentran sus niveles de esfuerzo una hora después de la actividad física, y también cómo se siente al día siguiente. El malestar postesfuerzo es una señal de que necesita reajustar el nivel de esfuerzo a un nivel más bajo para la próxima vez.

Por favor, lea también el capítulo 2, que proporciona muchos consejos útiles sobre cómo gestionar su energía a lo largo del día, de manera que comprenda las necesidades energéticas de sus actividades y pueda controlar el esfuerzo que realiza cuando las lleva a cabo.

El ejercicio en las personas muy activas físicamente

En nuestra clínica, hemos conocido a varios atletas, y es posible que su experiencia con el covid persistente sea similar a la del lector. Antes de padecer covid, tal vez fuera una persona muy activa físicamente que entrenaba a un nivel muy alto, por ejemplo para competir en maratones y triatlones. Este nivel le exigía entrenar de forma regular y muy intensamente, a menudo varias veces por semana. A pesar de ello, incluso las personas que son físicamente activas y están en forma pueden sufrir los debilitantes síntomas del covid de forma prolongada hasta el punto de no poder caminar trescientos metros sin tener que detenerse. También es posible que se sienta extremadamente fatigado tras el ejercicio, incluso algunos días después, lo que puede provocar un estado de ánimo decaído y frustración.

El enfoque que mejor parece funcionar para retomar la actividad física en personas que antes eran muy activas físicamente —y también en personas que no son tan activas— es una vuelta al ejercicio físico guiada por los síntomas. No se trata de un método tan firmemente pautado como los programas de «vuelta gradual al entrenamiento» que acostumbran a hacer las personas físicamente activas y los atletas.

La recuperación es un paso vital en las personas que son muy activas físicamente y optimizarlo puede aportar grandes beneficios que le permitirán progresar. El objetivo es que su cuerpo y mente tengan tiempo para adaptarse y sanar, de forma que pueda sentirse rejuvenecido y preparado para seguir adelante. Se trata de algo más que descansar. Tener un sueño de buena calidad es de vital importancia, al igual que seguir una dieta nutritiva que contenga suficientes calorías para satisfacer las necesidades energéticas y una buena hidratación. Debe cuidar su recuperación con tanto esmero como cuida su actividad física, para que así pueda progresar de la mejor forma posible.

Tal vez esté acostumbrado a usar un dispositivo en la muñeca que analiza y registra los pasos, los patrones de sueño y el ritmo cardíaco cuando hace ejercicio. En el caso de las personas que han padecido el covid, estas mediciones suelen resultar más difíciles de controlar y más variables durante un tiempo. A menudo, el uso de estos dispositivos puede ser causa de preocupación y confusión, lo que puede generar una situación frustrante, ya que uno no puede interpretar los valores de la misma manera que antes de la enfermedad. Es importante que el paciente se base en 1) cómo se siente al realizar una actividad física y 2) la manera en que se ha recuperado después. En nuestra experiencia ayudando a las personas a ser más activas físicamente, hemos descubierto que, para orientar el progreso, es mejor escuchar a los síntomas y sensaciones antes que atender en exceso a los números. Muchas personas a las que hemos ayudado se han sentido menos ansiosas y más en sintonía con su cuerpo al hacer ejercicio después de haber dejado de lado sus dispositivos y aplicaciones de *fitness* por un tiempo.

«He comprobado que mi estado físico y mis niveles
de fuerza mejoran de forma gradual y consistente.

133

Practicar *mindfulness* y yoga me ha proporcionado una disciplina y una conciencia activa mucho mejor, así como una percepción del nivel de esfuerzo que estoy realizando en lugar de depender de mi más bien errático ritmo cardíaco en un rastreador de actividad. Anteriormente, mis esfuerzos por marcar el ritmo utilizando la frecuencia cardíaca como marcador de esfuerzo no me llevaban a ninguna parte. No centrarme en esto me ha permitido seguir aumentando mi forma física a un ritmo sostenible, que continúa mejorando gradualmente con el tiempo. Este aumento también me ha ayudado a seguir sintiendo una enorme gratitud por el nivel de salud y mi actual forma física, y a sentir que puedo seguir construyendo esta mejoría lenta y sostenida para dedicarme a las actividades que me gustan».

Consejos para volver a ponerse en marcha

Además de utilizar el índice de esfuerzo percibido (RPE) descrito anteriormente, puede ser útil tener en cuenta los siguientes consejos y recordatorios para volver a ponerse en marcha:

- **Tómese su tiempo.** No espere volver de inmediato, le llevará un tiempo. Intente no comparar su forma física y actividad actual con las de antes. En su lugar, compárese con su yo de la semana pasada.
- **Es una persona única.** Entre las personas atléticas que padecen covid persistente, existen grandes variaciones en cuanto a la capacidad de realizar ejercicio físico y el tiempo que pueden dedicarle. Esto significa que la cantidad, la intensidad y la progresión son individuales. Intente no comparar su progreso con el de otras perso-

nas afectadas por covid persistente: cada uno tiene su propio camino.

- **Escuche a su cuerpo.** El covid puede afectar a múltiples órganos del cuerpo y la recuperación puede ser complicada. En los atletas que se recuperan de ciertas lesiones, es posible recomendar un aumento porcentual de las cargas de entrenamiento cada semana. Sin embargo, lo cierto es que estas reglas generales no se aplican a los afectados por covid persistente. Para progresar en la recuperación, los incrementos pueden ajustarse estableciendo aumentos porcentuales mucho más pequeños o permaneciendo en el mismo nivel durante varias semanas. La escala RPE podría ayudar al paciente a ver cómo lo está haciendo y mantener una determinada intensidad hasta que esa actividad tenga una puntuación más baja —sea más fácil— en la escala RPE. Este podría ser el momento adecuado para dar un pequeño paso en la duración o intensidad del ejercicio; es mejor no cambiar ambas cosas al mismo tiempo, ya que resulta más difícil evaluar su progreso o determinar qué podría causar las recaídas, en caso de que se produzcan. Recomendamos que mantenga la duración de una actividad al mismo RPE durante un período de dos a tres semanas para establecer un nivel sostenible antes de aumentar la intensidad del ejercicio. Una vez que haya construido una base de resistencia aeróbica realizando ejercicios aeróbicos de forma constante a un RPE de 4 sobre 10, podría considerar realizar ejercicios de mayor intensidad.

- **La recuperación es vital.** Tras un día de actividad física superior a la habitual, la recuperación puede ser más larga de lo que estaba acostumbrado o de lo que le gustaría. El sueño es una parte vital de la recuperación y puede servir de base para aumentar los niveles de actividad física. Repóngase con una dieta sana y equilibrada, y asegúrese de estar bien hidratado.

- **Pida apoyo.** Si es miembro de un club deportivo, es recomendable que los entrenadores y el personal se familiaricen con el covid persistente y la forma en que puede limitarle y restringir sus objetivos. Esto permitirá revisar los planes de progreso y quizá reescribirlos en función de sus expectativas y capacidades. Involucre a las personas con las que hace ejercicio, entre las que se pueden incluir amigos, familiares o compañeros de trabajo.
- **Esté dispuesto a realizar ajustes.** Es una buena idea variar la intensidad, la duración o el tipo de ejercicio para permitir períodos más largos de descanso y recuperación cuando sienta que se ha esforzado en exceso. Piense en cómo puede hacer un entrenamiento cruzado con diferentes tipos de ejercicios aeróbicos, alternando entre actividades como salir a correr, practicar ciclismo o hacer ejercicio con una bicicleta elíptica.
- **Sea amable consigo mismo.** Es normal sentirse cansado, débil, desmotivado, nervioso o deprimido cuando padece covid persistente. Tendrá días buenos y días malos. Trate de no deprimirse con los días en que su ánimo esté bajo ni de exaltarse cuando se encuentre alto. Dedíquese tiempo a sí mismo. Acepte que estos días son parte del proceso.

«Al principio, me resultó muy difícil seguir lo que me parecía un programa demasiado fácil y que, inicialmente, me daba la sensación de retroceder en lugar de avanzar. Irónicamente, confiar en este proceso mucho más lento requería más disciplina y autocontrol que seguir mi propia inclinación a esforzarme más en cada etapa para volver a estar en forma. Al seguir el programa e integrar elementos complementarios como el entrenamiento de fuerza y el control de la respiración mediante clases de yoga, pude evitar el patrón de "auge y caída" y los "golpes" posteriores al ejercicio que había experimentado».

La actividad física después del desacondicionamiento postcovid

Cuando el paciente sufre los síntomas de covid por primera vez, es posible que pase un tiempo en el hospital o en casa, reposando en cama y reduciendo su actividad al mínimo. A menudo, esto puede hacer que las personas se sientan débiles. El reposo en cama puede reducir considerablemente la masa muscular, la fuerza muscular, la capacidad aeróbica y la función física. Esto se conoce como desacondicionamiento y puede reducir la independencia en la realización de las tareas cotidianas. El desacondicionamiento puede dificultar actividades que antes eran sencillas, como lavarse, vestirse, caminar o subir las escaleras.

Los síntomas pueden resultar bastante angustiosos y tener un impacto evidente en nuestra vida diaria. Por ello, es importante ser conscientes de cómo la actividad física puede marcar la diferencia y ayudarnos a tener más confianza para seguir adelante. El aumento de la actividad física puede hacer que nos sintamos menos cansados y, con el tiempo, las tareas y actividades cotidianas pueden resultar un poco más fáciles. Estos son algunos de los beneficios que la actividad física ofrece a las personas que se han desacondicionado después de haber padecido covid:

- Ayuda a que la mente y el cerebro funcionen bien.
- Mejora la fuerza muscular.
- Mejora la capacidad para realizar actividades cotidiana.
- Mejora la movilidad y la marcha.

- Levanta el estado de ánimo y aumenta el bienestar.

Es posible que quiera ser más activo físicamente pero que no sepa por dónde empezar. Haga todo lo posible por no juzgarse ni sentirse frustrado, por poco que haga: cualquier actividad es mejor que ninguna. Resulta útil analizar lo que suele hacer durante un día o una semana, y encontrar un hueco para hacer algo de ejercicio. Busque oportunidades para ser menos sedentario y estar activo más tiempo. Esto puede suponer cambios sencillos, como bajarse del autobús una parada antes de lo habitual para dar un pequeño paseo, subir las escaleras en lugar de utilizar el ascensor o, cuando esté viendo la televisión, levantarse y andar un poco por casa durante la publicidad. Sea creativo. Busque oportunidades para moverse más.

> «Durante el período de recuperación, realicé ejercicios con mi peso corporal y luego empecé a hacer pesas ligeras, que se fueron volviendo más pesadas a medida que progresaba. Aunque todavía tengo problemas de salud que no se han resuelto, ahora me siento más bien como una persona normal que no está del todo en forma».

Procure que sus actividades sean de intensidad moderada: puede consultar el índice de esfuerzo percibido (RPE) descrito anteriormente. Una actividad moderada sería un 4 sobre 10 en la escala RPE. La mayoría de las personas notarán que tienen una frecuencia respiratoria ligeramente más rápida de lo habitual, y sentirán que su corazón está trabajando más de lo normal. El paciente se está esforzando, pero dentro de su zona de confort.

Es normal que cualquier persona que no acostumbra a ser muy activa físicamente note cierto dolor muscular después de realizar un nuevo ejercicio. Esto no significa que la actividad haya causado ningún daño, sino que los músculos se están adaptando al aumento de trabajo. A medida que se acostumbre al ejercicio, este dolor tenderá a reducirse. Muchas de las personas que padecen dolores musculoesqueléticos descubren que ser más activos les ayuda a reducir el dolor, ya que tener unos músculos más fuertes proporciona un mayor soporte a las articulaciones.

Si ha experimentado un desacondicionamiento, tenga en cuenta los siguientes consejos:

- Empiece. Cualquier cosa es mejor que nada.
- Empiece poco a poco y vaya aumentando la actividad gradualmente. Pregúntese: «¿Cuál es la actividad más fácil por la que puedo empezar?».
- Intente realizar una actividad física variada (ejercicios aeróbicos, de fuerza, de equilibrio y de flexibilidad); todos ellos tienen sus propios beneficios.
- En casa, póngase como meta realizar treinta minutos de ejercicio al día, junto con actividades de fortalecimiento muscular y equilibrio dos veces por semana.
- Haga lo que le gusta.
- Hacer ejercicio en compañía puede ser estupendo para mantener la motivación: ¿con quién podría hacerlo?

LM es un entrenador personal de diecinueve años que acudió a la Clínica de Covid Persistente con síntomas que lo afectaban desde hacía varios meses. Lea la entrevista para conocer su experiencia.

¿En qué sentido te preocupaba el ejercicio físico antes de acudir a la Clínica de Covid Persistente?
Yo era un entrenador personal y estudiante activo, en forma y con una muy buena salud, así que me sorprendió mucho

descubrir que lo que pensaba que sería una recuperación fácil y rápida era en realidad un proceso lento y a veces descorazonador. Para empezar, afectaba a las pequeñas cosas, como ir a la universidad. Normalmente lo hacía andando, una hora en cada sentido, por la mañana y por la tarde. Esto me preparaba para el día y para mis clases. Debido a que mis síntomas continuaban, la idea de caminar un trayecto tan largo no me atraía y me preocupaba. Empecé a coger un taxi para hacer uno de los trayectos y hacía lo posible por realizar el otro a pie. Me encanta el deporte, así que no poder realizarlo afectó a mi confianza. Después de haber sido un joven de diecinueve años entusiasta, feliz y motivado, pronto me convertí en una persona perezosa, aburrida y desganada. Unos seis meses después de contraer el covid, me di cuenta de que era muy infeliz y no me apetecía hacer las cosas del día a día, como pasear a mi perro. Empecé a darle largas a todo, y el miedo a no poder hacer lo que solía hacer a diario era una pesadilla.

¿Cómo han cambiado tus expectativas y objetivos tras acudir a la clínica?
Cuando asistí a la Clínica de Covid Persistente, mi ánimo era «no quiero», «no puedo hacerlo», «odio todo lo que tenga que ver con el ejercicio». Acudir me resultó difícil porque estaba realmente perdido. Me pidieron que pensara en lo que les diría a mis clientes, a los que entreno personalmente, cuando acaban de empezar a hacer ejercicio después de un largo período de inactividad. Me di cuenta de que tenía que dejar de ser duro conmigo mismo y que no pasaba nada por tomarse un tiempo.

¿Qué tipo de plan habéis establecido y cómo os ha ido?
Lo primero que acordamos fue tomarnos las cosas con calma. No esperar demasiado, pero también recuperar mis costumbres, hacer las cosas sin tener que pensar en ellas. Empecé por hacer caminatas programadas y ejercicios matutinos, sobre todo de yoga, y adquirí el hábito de sacar a los perros dos ve-

ces al día. Al cabo de unas semanas, volví a realizar un entrenamiento de mayor intensidad cada dos días, en lugar de las tres o cuatro sesiones diarias que solía impartir a mis clientes del gimnasio antes de enfermar de covid. Cuando me sentí cómodo dentro de mi nivel de esfuerzo, empecé a subir ligeramente la intensidad, pero asegurándome de no presionarme si mi cuerpo no se sentía a la altura, porque eso me afectaría más después del entrenamiento.

¿Has encontrado desafíos en tu progreso? De ser así, ¿cuáles han sido?
Los desafíos son inevitables, nadie es igual. La falta de motivación es normal, todo el mundo la sufre a veces. Algunos dolores y molestias también son comunes y forman parte del proceso de volver a hacer ejercicios que no se han practicado durante un tiempo. La clave fue no juzgarme a mí mismo. No puedo dejar de recalcarlo. Mi principal reto era la motivación, estaba muy nervioso por no poder hacer lo que solía hacer y sentía que la gente me juzgaba. Pero nadie me juzgaba, solo yo me juzgaba a mí mismo y me di cuenta de que esto me frenaba.

¿En qué punto se encuentra tu actividad física y tu progreso?
Ahora ni siquiera pienso en el pasado. Pienso más bien en lo lejos que he llegado, y no en por qué no puedo hacer ciertas cosas. Entreno unas cuatro o cinco veces por semana y hago ejercicios de yoga casi todas las mañanas. Antes, mis sesiones de entrenamiento no duraban más de cuarenta minutos. Ahora están en torno a los veinte minutos, pero aún mantengo una buena ratio entre ejercicio (cuarenta segundos) y descanso (veinte segundos). Empecé desde abajo y fui subiendo. Se me ocurrió utilizar a otra persona para que me ayudara a motivarme. Soy entrenador personal y me encanta hacer mis propios entrenamientos. Pronto me di cuenta de que los entrenamientos que programaba eran demasiado duros, así que decidí que debía dejar que otra persona hiciera el trabajo para ayudarme

141

a mantenerme dentro de los límites. Veía vídeos de ejercicios guiados en directo cada vez que hacía ejercicio y me encantaba, y conseguí que mi madre y uno de mis amigos me acompañasen también por las mañanas. No he vuelto a ser el de antes, pero me encuentro mucho más feliz y creo que mi recuperación se debe a aquella charla en la Clínica de Covid Persistente.

Resumen

- Lo que importa es el presente: el punto de partida es donde el paciente se encuentra ahora. A partir de ahí, puede mirar hacia delante para progresar.

- Es importante recordar que el paciente no está solo: hay muchas otras personas que se sienten deprimidas, frustradas y que buscan cómo recuperarse, igual que usted.

- A medida que se recupere, aprenderá a escuchar a su cuerpo para que le ayude a encontrar el equilibrio adecuado entre la actividad y el descanso.

- Fijar objetivos puede ayudar a mantenerse centrado y motivado: establézcalos con inteligencia.

- Busque señales de malestar postejercicio: lleve un diario y ajuste los niveles de actividad en consecuencia.

- Planifique su actividad diaria para asegurarse de que no sobrepasa los límites de sus niveles de energía: piense en su índice de esfuerzo percibido (RPE).

- Lo mejor es dejar que los síntomas guíen la vuelta a la actividad física: céntrese en cómo se siente en lugar de centrarse en los números.

Capítulo 6

Consideraciones psicológicas

Hasta el año 2020, la mayoría de nosotros veíamos las enfermedades infecciosas como la gripe o el resfriado común como una parte inevitable, aunque incómoda, de la vida, como algo de lo que no debíamos preocuparnos demasiado. La pandemia de covid, seamos sinceros, no ha sido así en absoluto. Ha sido, y sigue siendo, aterradora. Padecer cualquier enfermedad tiene un impacto psicológico; las que requieren autogestión pueden ser especialmente exigentes. En este capítulo consideramos algunos de los retos psicológicos que pueden surgir cuando se tiene covid persistente y señalamos las cuestiones que pueden ser útiles abordar para que el camino del paciente hacia la recuperación sea más fácil. Por último, a partir de técnicas que muchos pacientes han encontrado útiles, se proponen estrategias de autoayuda con fundamentación psicológica que se integran con los consejos prácticos de los demás capítulos.

Los muchos interrogantes que rodean el covid

Estar enfermo con un virus similar a la gripe es, en el mejor de los casos, incómodo y molesto, pero los síntomas nos resultan familiares: congestión, dolores y fatiga. La mayoría de las veces los soportamos y esperamos a que mejoren. Si las cosas no van como esperábamos, es posible que empecemos a preocuparnos un poco y nos hagamos preguntas. ¿Cuándo me pondré mejor? ¿Y si esto empeora? ¿Necesito tomarme un tiempo libre? ¿Necesito descansar? En este momento, los comentarios de los demás suelen ser bienvenidos —«te pondrás bien en unos días», «tómatelo con calma», «solo es un resfriado»—, y, por lo general, nos sentimos tranquilos. Si los síntomas se prolongan más de lo previsto o aparecen otros nuevos, sabemos que hay alguien cerca para ayudarnos, ya sea el médico de cabecera o el farmacéutico, que será capaz de dar sentido a las cosas y orientarnos. No obstante, la mayor parte de las veces todo nos resulta familiar y confiamos en que mejoraremos porque eso es lo que ha ocurrido antes.

Pero con el covid no nos hemos sentido como de costumbre, sino todo lo contrario. Los médicos y los científicos han intentado desesperadamente dar respuesta a multitud de preguntas —¿Quién está en riesgo? ¿Cuáles son los síntomas? ¿Qué grado de contagio tiene? ¿Cómo nos mantenemos a salvo? ¿Nos recuperamos como de un resfriado, o hay consecuencias a largo plazo para nuestra salud?—. Es probable que la mayoría de nosotros nos hayamos preguntado en algún momento: «¿Estaré bien? ¿Sobreviviré si me contagio de covid?». Seguramente el lector haya temido por los demás, y tal vez por uno mismo, antes de contraer el covid. Incluso si solo tuvo algunos síntomas leves, puede que se haya preocupado, ya que sabemos que los síntomas pueden empeorar rápidamente, algunos no son fáciles de notar, y se nos aconseja vigilarnos, tomarnos la temperatura, vigilar nuestra respiración, comprar un oxímetro de pulso y controlar la saturación de oxígeno. Es posible que alguna vez el lector se haya preguntado: «¿Está empeorando? ¿Voy a necesitar atención urgente? ¿Recibiré la atención que necesito en el momento adecuado? ¿Voy a sobrevivir a esto?». Muchas personas han padecido un covid grave y pueden haber necesitado ingresar en un hospital. Otros han visto cómo la vida y la muerte estaba en juego para ellos o sus seres queridos. Sea cual sea su situación en el espectro de la enfermedad, es probable que se haya preocupado y haya sentido altos niveles de incertidumbre. El covid, es justo decirlo, ha sido traumático.

Por muy grave que haya sido su covid, el tratamiento de la enfermedad aguda es la parte que hoy conocen mejor los médicos. Aunque todavía se están investigando los mejores tratamientos para la infección aguda por covid, se han producido avances que mejoran significativamente el pronóstico de covid grave. Si, por otro lado, hubiera padecido covid al principio de todo, no tendría la seguridad de estar recibiendo el tratamiento adecuado.

Expectativas tras la infección por covid

La buena noticia es que se ha recuperado de lo más grave de la enfermedad y, desde el punto de vista médico, aquí acaban las cosas. Puede volver a la vida normal y, aunque le lleve un poco de tiempo, volverá a estar como antes, igual que cuando estaba enfermo por un resfriado o una gripe. Pero para muchas personas, entre las que probablemente se incluya el lector, este no ha sido el caso.

Es posible que durante algún tiempo haya notado que volvía a ser usted o que estaba a punto de conseguirlo, aunque tal vez haya sentido que sus síntomas continúan y las cosas no han mejorado. Incluso pueden haber empeorado. Para muchos, el principal problema es el cansancio físico y/o mental y la falta de aire, pero es posible que todavía arrastre muchos síntomas de cuando se encontraba mal, o tenga algunos nuevos que han surgido o aparecen de vez en cuando, sin motivo aparente.

> «Después de pasarlo mal con el covid durante algunas semanas, volví al trabajo y empecé a correr de nuevo. Me sentía bien, creía que me había recuperado, pero entonces comencé a sentirme mal y a

estar agotada después de hacer ejercicio; no sabía qué me pasaba, estaba muy preocupada».

Es posible que le haya dado vueltas a lo que le ocurre y se haya preguntado: «¿Por qué todavía no estoy bien? ¿Por qué vuelvo a estar mal?». Tal vez ha acudido a su médico o ha estado buscando información en internet para intentar descubrirlo. Por desgracia, los médicos y la medicina no saben muy bien qué hacer con los síntomas y problemas para los que no tienen una etiqueta, y si acudió a su médico al principio de la pandemia —o incluso hoy—, tal vez sintió que su médico no sabía lo que le pasaba.

> «Mi médico de cabecera me dijo que mis dolores de cabeza no estaban relacionados con haber tenido covid, y cuando finalmente vi a un especialista me dijo lo mismo. Me sentí perdida, como si me lo estuviera inventando porque no había tenido dolores de cabeza así antes. Luego leí en internet que muchas personas con covid persistente también sufren dolores de cabeza como los míos, y me sentí enfadada y defraudada».

Por supuesto, el covid persistente no está —o no ha estado— en los compendios de enfermedades y afecciones de los médicos. Si ha acudido a un médico por sus síntomas, es muy posible que se mostrara titubeante o que incluso resultara despectivo. Si esto fue así, es poco probable que le haya ayudado, y muchas personas con covid persistente dicen sentirse frustradas, enfadadas, desesperadas o simplemente bloqueadas después de haber acudido al médico. Por desgracia, todavía hay muchas lagunas en nuestros conocimientos y quedan muchas preguntas por responder, así que no es raro sentirse desesperado después de una cita médica —es frustrante, pero los médicos suelen hacer todo lo posible por ayudar, dentro de los conocimientos fundados que tienen—. No obstante, desde el punto de vista del bienestar del paciente, esto es un gran problema: por muy preocupado que se sintiera antes de ir al médico, ahora lo está mucho más. Si los médicos ni siquiera saben lo que ocurre, ¿cómo pueden ayudar? ¿Qué significa eso para el paciente? ¿Está solo en esto? ¿Mejorará alguna vez? ¿Ha causado el covid daños permanentes? Hay que lidiar con estos angustiosos pensamientos, y no es de extrañar que muchas personas con covid persistente se sientan nerviosas, desesperadas y con un bajo estado de ánimo.

Puede ser útil recordar que hay muchos síntomas —dolores, molestias, irregularidades ocasionales en algún sistema corporal— que no son signo de ningún problema médico, y que la labor del médico es tratar de determinar cuáles son graves y cuáles no. De hecho, hasta el cincuenta por ciento de los motivos de visita al médico de cabecera tienen que ver con síntomas que no están causados por nada grave y que probablemente pasarán por sí solos. Como nota positiva, las cosas mejoran conforme aprendemos más sobre las secuelas del covid, y muchos médicos ahora comprenden mejor el covid persistente y pueden ofrecer una orientación útil.

Quizá le haya resultado difícil hacer que su médico lo entienda, pero ¿qué pasa con sus amigos, familiares y compañeros? Para ellos también puede ser difícil entender lo que está pasando. Puede que sea afortunado y tenga gente que le apoye con esto, pero muchos de nosotros no la tenemos y podemos sentirnos incomprendidos e inermes. Es posible que experimente síntomas debilitantes que afecten a su capacidad para hacer las cosas que quiere o necesita, como trabajar, ir de compras, cocinar, cuidar de los niños, socializar y hacer ejercicio. Tal vez haya dejado de realizar las cosas que acostumbraba a hacer, o puede que ahora las haga con menos frecuencia o que haya encontrado la forma de esquivarlas; quizá no haya tenido más remedio que seguir adelante a pesar de los síntomas. Es natural preocuparse si los síntomas empeoran o si no tiene grandes esperanzas de que mejoren; si los profesionales médicos no le dan ninguna respuesta, es comprensible que empiece a buscar en otra parte cosas que le ayuden. Muchos de nosotros recurrimos automáticamente a internet y nos ponemos a investigar. Es posible que esto proporcione cierto grado de alivio y tranquilidad, pero también incertidumbre sobre la mejor forma de actuar: la gente cuenta sus historias, da consejos y opiniones —algunas tranquilizadoras, otras no, algunas muy preocupantes—. ¿Qué hacer? ¿Debería descansar? ¿Debería no descansar? ¿Debería tomar un suplemento o un nuevo tratamiento no probado? De ser así, ¿durante cuánto tiempo debería probarlo y qué hacer si se siente peor?

Son muchas decisiones que tomar y cualquier curso de acción plantea una gran incertidumbre. Las cosas pueden empezar rápidamente a ser confusas y abrumadoras al tener que lidiar con el impacto de los síntomas en su vida, los consejos de los demás —o la falta de ellos—, y averiguar qué le ayudará a mejorar y qué podría empeorar las cosas. En pocas palabras, la falta de claridad sobre la causa de los síntomas, su pronóstico y el tratamiento puede hacer que vivir con covid persistente sea tremendamente estresante.

«Me hicieron varias pruebas, todas ellas resultaron normales. Esto me tranquilizaba pero me frustraba a partes iguales, ya que seguía sin tener respuestas a por qué me sentía así o cuánto duraría. La gente me decía: "Solo tienes que descansar y darle tiempo", "Va a mejorar", pero ¿cómo podían saberlo? Era un virus nuevo, del que aún estábamos aprendiendo. Llegué a pensar que esto podría ser todo para mí, que a lo mejor me iba a sentir así para siempre».

El impacto psicológico de lidiar con el covid y el covid persistente ha sido y sigue siendo importante para muchos, pero no es un área a la que se preste la atención que debería. La medicina y los sistemas sanitarios de todo el mundo tienden a tratar la mente y el cuerpo como entidades separadas, que rara vez interactúan, pero nuestra experiencia con el covid persistente confirma que adoptar una perspectiva más integral suele ser muy útil, ya que permite programar tratamientos individualizados. El objetivo de este capítulo es concienciar de cómo los factores psicológicos pueden estar contribuyendo al covid persistente y, sobre todo, compartir algunas de las estrategias que los pacientes han encontrado útiles para abordar su situación.

Estrés y enfermedad

El estrés que siente alguien cuando va a llegar tarde, tiene un examen o una entrevista a la vuelta de la esquina, o cuando está en peligro, es diferente al tipo de estrés que se puede tener con covid persistente: la primera clase de estrés se va, tarde o temprano. Las cosas se calman, se supera la situación, tal vez no se llegue a tiempo a la cita, o ni siquiera se acabe llegando tarde, pero al final uno acaba por relajarse. El covid persistente, en cambio, es de larga duración y los síntomas y las incertidumbres son continuos; no hay respiro.

La mayoría de nosotros ha oído decir que el estrés no es algo bueno y, en general, esto es cierto. Sin embargo, en realidad, estresarse de vez en cuando puede ser muy útil. Nos ayuda a hacer cosas, a llegar a una cita a tiempo o a luchar contra un cocodrilo, ese tipo de cosas, pero, en la mayoría de las ocasiones, cuando se mantiene a largo plazo, no nos hace ningún bien. Puede que hayamos oído hablar de términos como dolor de cabeza inducido por el estrés o incluso de ataque al corazón inducido por el estrés. De hecho, el estrés prolongado o crónico está relacionado con numerosos problemas de salud, como la obesidad, la diabetes, las enfermedades cardíacas, la indigestión o los problemas de espalda, problemas sexuales y síndrome del intestino irritable (trastorno gastrointestinal). Incluso se cree que el estrés del desamor provoca un pequeño número de muertes cada año (llamado miocardiopatía de Takotsubo o síndrome del corazón roto, causado por un aumento de las hormonas del estrés).

Es de conocimiento general que el estrés tiene muchos efectos negativos en el organismo. Algunas de las consecuencias más reconocidas son:

- dolor de cabeza y migraña
- hambre emocional (deseo de alimentos dulces y grasos)
- aumento de la presión arterial
- sarpullidos, herpes labial o úlceras
- disminución del deseo sexual
- perturbación del sueño nocturno
- reducción de la concentración
- despistes
- problemas digestivos (por ejemplo, náuseas, hinchazón, calambres y diarrea)
- fatiga

Puede ser difícil saber si el estrés, ya sea debido a que nos encontramos mal o a problemas en otras áreas de nuestra vida, está desempeñando un papel en nuestra enfermedad. Sin embargo, quizá resulte útil mantener la mente abierta al respecto. Cuando estamos estresados la mayor parte del tiempo, podemos llegar a acostumbrarnos tanto a ello que dejamos de percibirlo. El estrés podría ser una pieza importante del rompecabezas: es improbable que perdamos algo por tomarnos un tiempo para considerarlo, y es un ámbito sobre el que tal vez tengamos cierto control. Podría ayudar a reducir las molestias que nos causan los síntomas.

Se sabe que el estrés crónico, el que se perdura en el tiempo, es bastante malo para nosotros y tampoco nos hace sentir bien. Nos hace, entre otras cosas, sentirnos cansados e irritables, interfiere con el sueño y favorece la tensión muscular —a menudo alrededor de los hombros y el cuello—. El estrés puede hacer que estemos más alerta ante el peligro y dificulta la relajación. Si ya nos encontramos mal, especialmente por algo que nos ha fatigado y debilitado, lo último que necesita el cuerpo es estresarse. Pero, por desgracia, es completamente natural que esto ocurra en las enfermedades crónicas, especialmente en las de larga duración, en las que se genera tanta incertidumbre. Sabemos, sobre todo en las enfermedades de larga duración, que el estrés puede empeorar los síntomas, contribuir a la aparición de otros nuevos e incluso obstaculizar la recuperación.

Puede parecer descabellado, y sería comprensible que no sintiéramos que esto se aplica a nosotros, pero las investigaciones lo respaldan. ¿Hemos tenido alguna vez un resfriado que no se nos quita? ¿O conocemos a alguien que parece resfriarse a menudo? ¿Alguna vez hemos notado que nosotros o ellos estaban pasando por una época de mucho trabajo o que había muchas cosas en marcha? Puede que no digamos que estamos estresados, quizá solo bajo presión, pero a nuestro cuerpo no le importan los términos que utilicemos. En pocas palabras, el estrés puede obstaculizar la curación del cuerpo. La curación puede ser más lenta, mucho más lenta, o puede que ni siquiera se produzca.

Desde el punto de vista biológico, hay pruebas sustanciales que indican que el estrés suprime nuestro sistema inmunitario. Los médicos pensaban que el sistema inmunitario era un sistema biológico completamente independiente, que funcionaba en segundo plano, sin importar las circunstancias, y que servía para combatir las infecciones y mantenernos sanos. Se ha comprobado repetidamente que esto no es cierto. Se sabe que los trabajadores por turnos que tienen un sueño alterado, quienes comen muchos alimentos ultraprocesados y las personas con trastorno de estrés postraumático, por nombrar algunos ejemplos, tienen sistemas inmunitarios debilitados y son más vulnerables a las enfermedades. ¿Sabemos con certeza que el estrés desempeña un papel en el covid persistente? No, no lo sabemos. Probablemente no sea relevante para todas las personas que padecen covid persistente, pero merece la pena tenerlo en cuenta en función de lo que sabemos sobre otras enfermedades.

Los médicos saben que el estrés puede interferir en los problemas médicos, pero es un tema delicado. Si un médico menciona el estrés o la ansiedad en una cita a menudo demasiado breve, es muy fácil que el paciente sienta que no lo toman en serio y que «todo está en su cabeza». Es horrible sentir que todo está ahí, y con razón este pensamiento hace enfadar a muchas personas. Desgraciadamente, también puede volver más cauteloso al paciente a la hora de volver a hablar con un profesional médico de cualquier cosa que no sean sus síntomas físicos. A menudo, los médicos más ocupados pueden optar por omitir el tema por completo. Si al lector le han dicho, o le han insinuado, que todo es psicológico y, por tanto, no es real, recuerde que se equivocan: no se lo está inventando, son síntomas reales que hay que tomar en serio.

Identificar y reducir el estrés puede ser una de las cosas más importantes que se pueden hacer para ayudarse a uno mismo cuando se está enfermo, pero, lamentablemente, es poco probable que recibamos ayuda para identificarlo y gestionarlo.

El estrés de estar enfermo de covid persistente puede ser bastante abrumador de por sí, pero las circunstancias de la vida también pueden tener un gran impacto en la mayor o menor dificultad para sobrellevar la enfermedad. Si tenemos muchas exigencias que cumplir, como la responsabilidad de cuidar a otros, y tenemos poco tiempo para nosotros mismos, o si hemos pasado por muchos acontecimientos vitales estresantes, podemos ser más vulnerables a niveles más altos de estrés. Es probable que sentirse sin apoyo o sin atención mientras estamos enfermos aumente todavía más el estrés. A algunos no se nos da bien informar a la gente de que no estamos bien. No queremos agobiar a quienes nos rodean ni defraudar a nadie;

ignoramos cómo nos sentimos e intentamos seguir adelante con una sonrisa en la cara. Esta reacción y manera de afrontar las cosas puede acarrear muchos problemas. La gente no sabe cómo nos sentimos y las expectativas se mantienen. Además, significa que no podemos hacer las cosas que probablemente nos ayuden a mejorar, como ponernos un ritmo y relajarnos o descansar. Es probable que nos sintamos cada vez más solos, aislados con nuestro sufrimiento, agotados y desgastados mientras intentamos seguir adelante. Poder hablar de las dificultades, compartir las incertidumbres y obtener ayuda práctica tiene un efecto calmante y desestresante, y nos ayudará a empezar a cambiar las cosas, lo que contribuirá a nuestra recuperación.

«Los niños no eran conscientes del abismo que existía entre cómo pensaba que debía ser nuestra familia y cómo eran las cosas en realidad debido a mi salud. La tristeza y el dolor eran míos, no de ellos. Necesitaba recordármelo a menudo».

Adaptarse al malestar

Algunos de nosotros podemos gestionar adecuadamente nuestro mundo interior y exterior cuando gozamos de buena salud, pero es posible que mantener el mismo enfoque cuando padecemos una afección crónica no ayude, o incluso vaya en nuestra contra. Puede valer la pena tomarse un tiempo para pensar cómo, ahora que no nos encontramos bien, convendría cambiar la forma en que abordamos las situaciones de la vida.

Muchos reajustes pueden resultar, según la experiencia de la gente, útiles cuando se padece covid persistente, y no es posible mencionarlos todos en este capítulo. En nuestra clínica hemos comprobado que muchas personas se exigen mucho a sí mismas y son o aspiran a ser personas de alto rendimiento.

Esto puede estar relacionado con algunos o con muchos ámbitos de la vida —por ejemplo, el trabajo, la vida en el hogar o las relaciones—; podemos sentir que las cosas tienen que hacerse de una determinada manera o en un plazo determinado. En cualquier caso, merece la pena considerar cosas como: «¿Necesito asegurarme de que la cocina está completamente ordenada antes de poder relajarme? ¿O asegurarme de que un correo electrónico no tenga errores antes de enviarlo? ¿Hago malabares con muchas responsabilidades importantes y me preocupa que «una de las bolas» acabe por caerse? ¿Me centro completamente en hacer el trabajo y me olvido de que necesito un descanso o comer algo?». Si el lector se ve reflejado en alguno de estos ejemplos, es indicador de que puede ser una persona con un alto nivel de exigencia. ¿Esto es realmente un problema? Puede ser muy gratificante hacer las cosas bien y estar ocupado y ser productivo. Muchas personas de éxito hablan positivamente de cómo actuar así les ha ayudado a llegar lejos en la vida. El problema es que estos comportamientos pueden significar que no estamos escuchando a nuestro cuerpo, o que lo ignoramos por completo, y por tanto no hacemos algunas de las cosas que necesitamos para mejorar. De hecho, es posible que nos exijamos tanto que nos sintamos cada vez peor, y que finalmente tengamos que parar cuando los síntomas sean realmente graves, cuando estemos literalmente en el suelo.

«Como enfermera, me han acostumbrado a trabajar duro. Estoy constantemente pensando en la forma más rápida y eficiente de hacer múltiples tareas, todo ello mientras antepongo las necesidades de los pacientes a las mías. Me encanta mi vocación, pero la palabra "perezoso" se utiliza a menudo de forma despectiva y yo estaba decidida a demostrar que no estaba "simplemente cansada" o "siendo perezosa". Sabía que la gente parecía harta de mi respuesta cuando me preguntaban "¿cómo estás?" y yo no quería que me vieran como una quejica, así que me esforcé por fingir que estaba bien, hasta que no lo estuve».

Los psicólogos y otras personas utilizan a veces la palabra «perfeccionismo» para describir este rasgo cuando las cosas llegan al extremo; puede que nosotros mismos u otras personas hayan identificado este aspecto en nosotros, y tal vez convenga considerar cómo esto podría tener un impacto negativo en nuestro bienestar y en la forma en que nos cuidamos. ¿Nos esforzamos constantemente por hacer las cosas lo mejor posible? ¿Sentimos a menudo que las cosas no son lo bastante buenas? ¿Creemos que todo es importante? ¿Nos estresamos por nimiedades? ¿Nos cuesta hacer frente a la incertidumbre? ¿Nos sentimos insatisfechos la mayor parte del tiempo? Ser perfeccionista puede considerarse un motivo de orgullo: «Mi único defecto», como se dice a veces en las entrevistas de trabajo. No obstante, puede hacer especialmente difícil tanto la autogestión de síntomas —la fatiga, por ejemplo— como el tener que enfrentar la incertidumbre característica del covid persistente. Es posible que vuelva más difícil descansar, relajarse y otras medidas de autogestión. El perfeccionismo puede convertirse en un factor de estrés crónico. Las investigaciones también demuestran que puede contribuir a los problemas de salud mental, lo que significa que somos propensos a la ansiedad y a tener un bajo estado de ánimo, y el apoyo de un profesional de la salud mental, como un psicólogo, puede ayudar a reconocer y abordar las creencias y los comportamientos que impulsan el perfeccionismo, así como acompañarnos para desarrollar estrategias que hagan la vida más fácil de manejar.

«Cambiar o bajar mis estándares me ayudó a tener el tiempo de recuperación que necesitaba. Aprender a aceptar que mi cuerpo no estaba en condiciones de hacer la limpieza de la misma manera que cuando estaba bien fue difícil, pero al final me ayudó. No estoy segura de tener que volver a hacer las cosas tan bien como las hacía antes».

Estrés ciego y silencioso

Los psicólogos creen que, con el tiempo, estar bajo circunstancias estresantes y guardarnos los pensamientos y sentimientos negativos puede ser perjudicial para nuestra salud mental y física. En la vida, rara vez tenemos la oportunidad de pararnos y cuestionar las cosas, y la mayoría de las veces nos acostumbramos, nos adaptamos y afrontamos lo mejor que podemos nuestras circunstancias. No obstante, a veces nos encontramos en un entorno estresante e insano, pero tal vez, como una rana que no se da cuenta de que la temperatura de la olla en la que se encuentra está subiendo, nosotros tampoco nos hemos dado cuenta: en muchos sentidos estamos «ciegos» ante el estrés que padecemos. Puede que solo los comentarios de los demás nos pongan sobre aviso al respecto. O bien somos conscientes de que las circunstancias son difíciles y sabemos que están afectando negativamente a nuestro bienestar, pero nos quedamos callados: quizá creemos que no podemos cambiar las cosas o que hablar de ello nos hará sentir peor. Estos son algunos ejemplos de situaciones de estrés ciego y silencioso:

- Trabajar en condiciones poco sensatas, con horarios excesivamente largos, demasiada presión, falta de apoyo, o compañeros y/o jefes difíciles o abusivos.
- Atender a niños con problemas emocionales, de comportamiento o de salud.
- Estar en una relación infeliz, sobre todo si vivimos con alguien que nos hace sentir mal con nosotros mismos, es manipulador, no es compasivo o simplemente no es capaz de satisfacer nuestras necesidades emocionales.

- Sentirse al límite a consecuencia de un trauma pasado y ver esto como algo normal.
- Vivir con mucha culpa o vergüenza, sintiendo constantemente que estamos defraudando a los demás o a nosotros mismos.

Tal vez nos convenga considerar si estas presiones están presentes en nuestra vida. A menudo es muy difícil reconocer que están ahí, y hablar con un amigo imparcial o un profesional de la salud mental puede ser útil. Es probable que muchos de estos problemas no sean fáciles o incluso posibles de abordar o resolver, aunque a menudo puede ser muy beneficioso reconocer su existencia y obtener el apoyo y la empatía de los demás.

«Acudir a un psicólogo me ayudó a reconocer lo que estaba pasando y después empecé a poner las cosas en su sitio. He visto una gran mejora desde la primera cita».

Salud mental

El dolor, el sufrimiento y los efectos debilitantes de los síntomas pueden tener un efecto muy perjudicial en el estado de ánimo y provocar depresión y ansiedad. Sentirse decaído puede hacer que la vida nos resulte menos placentera y tal vez nos encontremos con menos ganas de hacer cosas. Es posible que aumenten los pensamientos negativos sobre uno mismo y el futuro. La ansiedad también puede impedirnos hacer cosas y hacernos sentir más aislados, lo que a su vez puede contribuir a un peor estado de ánimo.

«Estaba estresada y fatigada hasta el punto de no poder encontrar palabras ni saber cómo escribirlas. Me aterrorizaba la idea de cometer un error y tener que volver a dejar de trabajar un tiempo. Esto perjudicó a mi salud mental. Me sentía fracasada».

Muchas personas descubren que su estado de ánimo mejora de forma natural una vez que empiezan a ver una mejoría en los síntomas, pero para otras es más complicado. La pandemia ha afectado negativamente a la vida de las personas de muchas formas: ha causado dificultades financieras, y sensación de aislamiento debido al confinamiento. Si en el pasado el lector ha tenido problemas de salud que han resultado traumáticos o ha experimentado situaciones particularmente dolorosas o dificultades en la infancia o a lo largo de la vida —lo que los psicólogos denominan «eventos adversos»—, entonces controlar los síntomas asociados al covid persistente podría ser más difícil. El covid y el covid persistente pueden desencadenar traumas psicológicos. Las estrategias que nos ayudaron a superar las dificultades en el pasado, como aguantar o no pedir ayuda, podrían no funcionar tan bien ahora. A veces nos encontramos con que a las personas que han sufrido muchos traumas les resulta especialmente difícil cuidar de sí mismas cuando no están bien; por ejemplo, les cuesta relajarse, mantener el ritmo y ajustar las expectativas de sí mismas. Del mismo modo, si en el pasado hemos sido una persona con tendencia a preocuparnos o que hemos experimentado ansiedad por la salud, resultaría comprensible que haber padecido covid y covid persistente haya empeorado nuestra inquietud.

Gestión y recuperación del covid persistente: siguientes pasos

Para muchas personas que se ven abrumadas por los síntomas debilitantes del covid persistente, no tener una idea clara de cómo manejar esos síntomas, o saber si mejorarán o cuándo lo harán, es un gran problema. Los siguientes consejos ayudarán al paciente a controlar los síntomas y le apoyarán en su camino hacia la recuperación. Son los consejos que damos a los pacientes con covid persistente, aunque, por supuesto, en la clínica todos los consejos se adaptan a las circunstancias individuales, y algunos o todos los consejos pueden no ser apropiados para los síntomas y circunstancias específicas del lector.

1. Recuerde: puede recuperarse del covid persistente

La gente se está recuperando del covid persistente. Muchos notan que sus síntomas mejoran y han vuelto al trabajo, los estudios y las actividades de ocio —e incluso han descubierto otras nuevas—. Vemos que la gente vuelve a hacer ejercicio y empieza a disfrutar de la vida otra vez. El paciente deberá recorrer su propio camino, y para algunas personas es un proceso lento y difícil que requiere mucho tiempo. No se deje consumir por las opiniones negativas, las afirmaciones sin fundamento o una ciencia errónea que adopta una visión pesimista de su pronóstico. Si descubre que determinadas fuentes de información le hacen sentir más preocupado por su covid persistente, no se exponga más a ellas, o hágalo con menos frecuencia. Busque historias personales positivas de recuperación: hay muchas, y recuerde que usted puede tener —y tendrá— la suya.

> «Me llevó mucho tiempo y trabajo, pero trece meses después de que todo empezara, sentí como si la nube se hubiera levantado. Tenía más energía, mis dolores de cabeza habían desaparecido por completo y, mientras no me prestara a la fatiga, sobrellevaba mejor la niebla mental y la fiebre».

2. Poner en marcha un programa de recuperación

Una de las formas más efectivas de sentirse más positivo respecto a la mejora es poner en marcha un plan de recuperación práctico. Los principios de los capítulos 2 y 5 le ayudarán a empezar a establecerlo, pero quizá necesite la orientación de un especialista en síndrome de fatiga crónica para conseguirlo. Se centrará en ayudarle a controlar los síntomas más problemáticos. Puede que se encuentre con consejos contradictorios en internet u otras fuentes, que por un lado le sugerirán que «escuche a su cuerpo» y actúe conforme a sus sensaciones, y, por otro, le dirán que tiene que seguir un patrón estricto de actividad/ejercicio y descanso, sobrellevar los síntomas y no escuchar en absoluto a su cuerpo. La mayoría de las personas que avanzan en la dirección correcta se percatan de que ninguna de las dos posturas, cuando se llevan al extremo, son útiles; a menudo se trata de encontrar el equilibrio adecuado entre estos dos enfoques, y eso puede llevar tiempo. La mayoría de las personas a las que atendemos descubren que centrarse en permanecer atentas a sus sensaciones para gestionar las tres partes clave de la vida (actividad/trabajo, descanso y sueño) es el principal pilar de la recuperación.

Recuerde que es posible que su plan de recuperación no sea adecuado al comienzo; puede que tenga que cambiar cosas, y no es raro que la gente sea demasiado ambiciosa al principio y descubra que los síntomas empeoran en lugar de mejorar. No se rinda: puede llevar algún tiempo encontrar el punto de partida adecuado.

Controle sus progresos en su plan de recuperación y marque los objetivos cumplidos al final de cada día, por lo menos. Revise su progreso al término de cada semana: «¿Ha sido adecuado? ¿Necesita hacer algún cambio? ¿Hay algo que pueda hacer con mayor intensidad?».

«Las cosas han mejorado y la ansiedad se ha reducido. Ver los progresos ha reducido mi ansiedad y me siento más segura de mejorar a largo plazo. Desde hace un par de meses hago ejercicio con regularidad y, en general, me siento mejor cada día. La vuelta al trabajo me ha ayudado».

3. Empiece a hacer una actividad relajante y realícela a diario
Dé prioridad a la relajación. La relajación frecuente puede tener muchos beneficios, como mejorar la concentración, el estado de ánimo, el sueño y la digestión, y reducir la tensión muscular, el dolor y las emociones negativas. Dedique un tiempo todos los días a la relajación, idealmente dos sesiones diarias de al menos quince minutos. La relajación debe ayudarle a sentirse tranquilo, ubicado y seguro; lo ideal es que se centre en el aquí y el ahora, lejos de pensamientos o imágenes que le lleven al pasado o al futuro. Si conoce una técnica de relajación o meditación de eficacia probada, ahora es el momento de utilizarla: puede ser un ejercicio de *mindfulness,* una meditación religiosa, un ejercicio de respiración abdominal o un ejercicio de relajación muscular progresiva. Puede ser acariciar una mascota, concentrarse en un árbol o en las nubes, o utilizar la imaginación para situarse en un lugar seguro y relajante.

Quiere que su ritmo cardíaco y su respiración se ralenticen: está, en términos fisiológicos, activando el sistema nervioso parasimpático y entrando en un estado biológico de reposo, y, con ello, de seguridad. Es posible que tienda a no relajarse realmente, que le resulte difícil o incluso incómodo hacerlo, o que considere que las cosas que ya hace son suficientes, como ver la televisión, jugar en línea o chatear. Le animo a que lo piense de nuevo. El mundo en que vivimos tiende a no animarnos a utilizar nuestro tiempo de ocio para dedicarlo a una relajación adecuada y profunda: las actividades que acabamos de señalar son una buena forma de tomarse un respiro y pueden ser muy agradables, pero es improbable que favorezcan una relajación de la misma calidad que las actividades sugeridas anteriormente. ¡Inténtelo! Tenga en cuenta que va a necesitar determinación y trabajo para priorizar esos dos períodos de relajación al día, y que pasarán un par de semanas antes de que sepa si están marcando la diferencia; los resultados no van a ser evidentes de inmediato.

Esto podría ser una parte importante de su recuperación y funcionará mucho mejor si asigna un tiempo cada día para hacerlo, en lugar de esperar hasta que esté muy estresado o nervioso. Recuerde que usted es importante: debe encontrar y dedicar tiempo a sí mismo para mejorar. **El tiempo dedicado a relajarse no es tiempo perdido, sino tiempo invertido.**

> «Quería que mis descansos fueran lo más reparadores posible, así que no podían consistir en leer, navegar, enviar correos electrónicos, hacer la compra *online* mientras estaba tumbada o escuchar música. Para mí, el descanso reparador consistía en tumbarme con los ojos cerrados, mirar por la ventana las nubes o los árboles, mientras todo estaba en silencio o al menos tranquilo, seguramente escuchando una meditación como las que se encuentran en aplicaciones como Headspace o Mindfulness App».

4. Recuerde que el camino hacia la recuperación puede no ser fácil

Mantener la esperanza es importante en muchos aspectos de la vida, pero sobre todo cuando se padece covid persistente. Es completamente normal sentirse frustrado y desesperado, especialmente si los síntomas aumentan o no parecen mejorar. Los síntomas pueden recrudecerse y a veces podemos identificar las razones de ello, pero otras veces no. El camino no suele ser fácil y puede resultar muy accidentado. La imagen que aparece a continuación ilustra lo que muchas personas con covid persistente describen sobre el viaje de su enfermedad: esperan y esperan una recuperación constante, pero descubren que no es así en absoluto; puede estar plagado de obstáculos y desafíos que requieren una estrategia para superarlos. Aunque sea más fácil decirlo que hacerlo, es muy importante recordar que un revés no significa que se haya retrocedido completamente o que no se vaya a mejorar. Puede ayudar a sacar a la luz un obstáculo o un problema que hay que abordar y, aunque dar resolución a un problema puede ser útil, en otras ocasiones tal vez simplemente tengamos que aceptar que la vida es difícil en este momento. Es posible que el contratiempo se deba a factores ajenos a nuestra voluntad o que resulten desconocidos, pero las cosas mejorarán. Es posible que necesitemos ayuda y apoyo y que tengamos que ajustar temporalmente el plan de gestión.

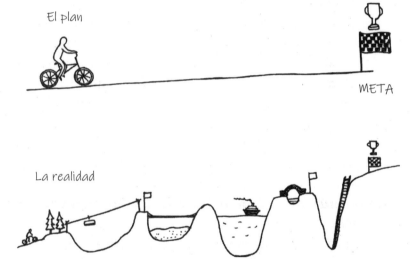

El plan frente a la realidad de conseguir el objetivo.

5. Notar y celebrar las mejoras

Asegúrese de que nota cómo los síntomas mejoran y percibe sus logros. Las personas que se recuperan de forma más sostenida tienden a progresar gradualmente. Esto significa que puede ser fácil no notar o menospreciar estos cambios. Recuerde que los pequeños cambios son significativos: muchos pasos pequeños pronto suman una larga distancia. Notar y celebrar los avances le ayudará a mejorar su estado de ánimo, a reducir la ansiedad y a sentirse más positivo respecto a la mejora de los síntomas. Igualmente, es importante no dejarse llevar: notar una mejora no significa que esté mejor y que pueda abandonar el plan de recuperación.

> «Ahora estoy cuidando de mí. Noto que comprendo lo que está pasando. Era muy difícil lidiar con los síntomas, sobre todo con la niebla mental, que aparece y desaparece. Llevar un diario y ser capaz de dar sentido a los síntomas me ha ayudado mucho. Ya no me siento tan mal».

6. Abordar los problemas de salud mental

La pandemia de covid ha hecho que se dispare el número de personas que sufren problemas de salud mental. Para muchas personas que tenían problemas de salud mental preexistentes, estas dificultades han empeorado. Es probable que el impacto de los síntomas del covid en la salud mental sea muy importante, y sabemos que la depresión y la ansiedad son habituales entre quienes padecen síntomas físicos crónicos.

Si su estado de ánimo es bajo o se encuentra muy nervioso, no sufra solo: busque ayuda. Afortunadamente, hoy en día se aprecia mejor el dolor y el sufrimiento que causan los problemas de salud mental, y se están haciendo esfuerzos para reducir la vergüenza y el estigma que muchos sienten y experimentan. El personal sanitario está acostumbrado a hablar con la gente sobre su salud mental, pero no siempre le preguntará directamente por ella. Es especialmente importante buscar ayuda si empieza a pensar en hacerse daño. Las terapias de conversación se recomiendan como tratamiento de primera línea para la ansiedad y la depresión, y pueden ser muy eficaces, pero una evaluación por parte de un profesional de la salud mental debidamente cualificado puede ayudar a remitirle a los servicios que le sean más adecuados. A menudo, lo mejor es empezar por reservar una cita con el médico de cabecera.

7. Practicar el no y, si es posible, ser abierto y honesto con los que nos rodean

Si el paciente es una persona a la que no le gusta que los demás sepan cómo se siente, no le gusta pedir ayuda o se fuerza a hacer lo que cree que debe hacer, puede que se esté presionando excesivamente, y esto no le ayudará en su recuperación. Intente ser abierto y honesto con los demás sobre lo que puede manejar: tal vez tenga que establecer límites, puede que tenga que aprender a decir no. Esto tal vez resulte muy incómodo, pero la gente puede ser más comprensiva de lo que imagina y a menudo ni siquiera necesita una explicación cuando les dice «lo siento, no puedo» o «¿podrías recoger a los niños por mí la semana que viene?». Recuerde que no siempre tiene que dar explicaciones completas de por qué no puede asumir algo nuevo o necesita dejar a un lado algunas de sus responsabilidades.

8. Reduzca los factores de estrés en su vida si es posible

¿Hay cosas en su vida que le causan mucho estrés? ¿Hay algo que pueda hacer para minimizarlas o eliminarlas por completo?

¿Son sus expectativas sobre sí mismo demasiado altas? ¿Se exige demasiado para hacer las cosas o para conseguir que estén al mismo nivel o se hagan a la misma velocidad que cuando se encontraba bien? Si ha ajustado sus expectativas sobre sí mismo, ¿las ha ajustado lo suficiente?

¿Asume demasiadas responsabilidades en la vida? ¿Puede delegar en otra persona (considere los distintos ámbitos de su vida: hogar, trabajo, familia)? ¿Puede centrarse solo en lo que es realmente importante y dejar el resto a un lado?

¿Hay alguna relación en su vida que sea difícil de gestionar? ¿Podría establecer límites con ellos (por ejemplo, la frecuencia con la que los ve o habla)? ¿O incluso decirles cómo se siente? ¿Hay personas que necesitan saber que tiene un problema de salud para poder apoyarle?

Puede parecer importante estar conectado con la actualidad, pero el flujo constante de noticias negativas puede alimentar la ansiedad y el estrés. Contemple la posibilidad de acudir a su medio preferido de noticias solo una vez al día, o menos. Evite consultar las noticias en el móvil; considere la posibilidad de eliminar las aplicaciones de noticias y desactivar las notificaciones de noticias.

¿Acumula muchas emociones negativas, como por ejemplo ira, frustración, miedo, desesperanza, resentimiento, vergüenza o culpa? Si es así, hable con alguien sobre ello: no es fácil, algunas cosas son extremadamente difíciles de abordar y necesitan un cuidadoso apoyo profesional, ya sea a través de una organización o de un terapeuta. El médico de cabecera puede ayudarle a encontrar ayuda. También puede buscar un terapeuta o un psicólogo colegiado.

> «La primera cita fue realmente importante, me sentí apoyado y comprendido, y eso ayudó a reducir mi ansiedad, al sentir que alguien sabía por lo que estaba pasando y que podría ayudarme».

9. Proceda con cautela en el seguimiento de los síntomas

Es natural prestar atención a los síntomas que nos preocupan, y a menudo los médicos nos animan a hacer exactamente eso. Desgraciadamente, esto también puede ser una fuente de preocupación, y podemos caer en un patrón de vigilancia excesiva o seguir vigilando un síntoma después de que los médicos nos hayan dicho que ya no es necesario hacerlo. La facilidad con la que se pueden adquirir medidores de temperatura, del corazón, del sueño y otros puede hacer que sea muy tentador conseguirlos, incluso si no se nos ha aconsejado. Para algunos, este seguimiento puede mantener «vivas» nuestras preocupaciones por la salud. Considere si realmente necesita continuar monitorizándose y pruebe a hacerlo con menos frecuencia. Tal vez se sienta más nervioso al principio, pero con el tiempo es de esperar que su ansiedad y su atención a determinados síntomas se reduzcan.

«Usé un reloj de control de la frecuencia cardíaca durante un tiempo. Los datos que generaba me decían que, efectivamente, no estaba tan bien como creía y, de vez en cuando, vibraba y saltaba una alarma, lo que me resultaba más bien inquietante. Pero entonces cambié lo que estaba haciendo: el reloj me daba un mensaje útil que convenía recordar, pero al cabo de unas semanas sentí que había entendido su mensaje de «ir con cuidado», y el *smartwatch* hace tiempo que está abandonado en una caja».

Resumen

- Hace tiempo que se reconoce que nuestra salud mental y constitución psicológica desempeñan un papel importante, a menudo esencial, en cómo afrontamos una enfermedad, y puede ser especialmente importante en las afecciones crónicas en las que debemos, hasta cierto punto, cuidar de nosotros mismos.

- La autogestión parece importante en el covid persistente. Adoptar un enfoque psicológicamente consciente puede ayudar a proporcionarnos las herramientas necesarias para caminar hacia la recuperación.

- Los pacientes de covid persistente mejoran y recuperan la salud, pero no parece existir una «solución mágica». En cierto modo, esto no es sorprendente: todos somos únicos, y la composición social, ambiental, biológica y psicológica de cada uno de nosotros es diferente; estos factores varían enormemente de una persona a otra. Adoptar un enfoque individualizado que tenga en cuenta estos factores suele ser lo más útil.

- Es probable que, de una forma u otra, el covid persistente afecte psicológicamente a casi todo el mundo que lo sufre, pero acudir a alguien, recibir apoyo y consejo o, simplemente, que alguien nos escuche de verdad, puede ayudarnos a superar los momentos difíciles.

«Aunque me doy cuenta de que todavía no estoy donde estaba antes del covid, no estoy segura de querer estar nunca allí. Ahora tengo perspectiva y respeto por mi cuerpo y mi salud, tanto física como mental».

Capítulo 7

Gestión de la pérdida del olfato

Aproximadamente la mitad de las personas del Reino Unido que han tenido covid se han encontrado con problemas de olfato y la consiguiente pérdida de gusto. Este capítulo contiene algunos consejos prácticos para ayudar a gestionar este problema y ofrecer las mejores posibilidades de recuperación.

¿Qué le ha pasado a mi sentido del olfato?

La nariz es una de las vías de entrada del virus del covid a nuestro cuerpo. Los nervios olfativos y el tejido especializado situado en la parte alta de las fosas nasales son los responsables del olfato y enlazan los olores de la atmósfera con nuestro cerebro. Por esta razón, nuestro sentido del olfato es también vulnerable a elementos del entorno como los productos químicos y el humo.

En la actualidad, no entendemos del todo cómo el SARS-CoV-2, el virus que causa la infección por covid-19, provoca una alteración del olfato, pero los científicos creen que puede estar relacionado con el daño o la inflamación de los nervios olfativos o de las células que los sustentan. La buena noticia es que estas células tienen la capacidad de autorepararse, y lo hacen bien, pero lleva un tiempo.

Es posible que el paciente haya perdido el sentido del olfato muy rápidamente, como si un interruptor lo hubiera apagado. Algunas personas lo notaron antes de tener otros síntomas; para otras, fue durante o después de la enfermedad inicial. La forma en que el olfato se ve afectado por el covid puede ser diferente en cada persona. Por eso, cuando el paciente lea sobre cómo afecta a otros, no debe preocuparse si no siente lo mismo.

¿Cuánto tiempo tardará en recuperarse?

Dentro del grupo de personas que han perdido el sentido del olfato, encontramos dos patrones de recuperación. En el primer grupo, las personas se recuperan rápida y completamente, sin más problemas de olfato. No sabemos por qué ocurre esto,

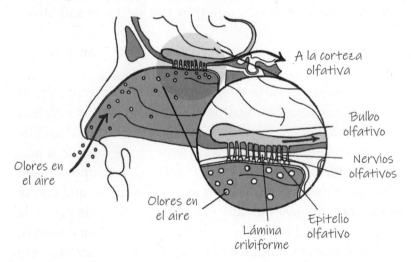

Este diagrama muestra cómo se detectan los olores. Los olores se inhalan por la nariz, lo que estimula los receptores de las fibras nerviosas olfativas situadas en la parte superior de la cavidad nasal. Esto desencadena un impulso eléctrico a lo largo de las fibras nerviosas hasta el bulbo olfatorio y otras zonas del cerebro que, a continuación, interpretan el olor. Esta vía se ve alterada por el virus SARS-CoV-2.

pero una posibilidad es que el virus provoque una inflamación e hinchazón localizada en las vías respiratorias superiores, detrás del puente de la nariz. Esta inflamación impide que las moléculas olfativas lleguen a los receptores que ayudan al cerebro a interpretar los olores. Las personas de este primer grupo tienen lo que se denomina «pérdida conductiva» del olfato. El aire no puede llegar al lugar adecuado y el cerebro no puede interpretar ningún olor, por lo que es como si nos tapáramos la nariz. Estas personas recuperan el olfato rápidamente una vez que el virus ha desaparecido y la inflamación e hinchazón han desaparecido también, normalmente en un período de semanas. La gran mayoría de las personas que han perdido el sentido del olfato con covid se encuentran en este grupo.

Para las personas del segundo grupo de recuperación, ocurre algo diferente. En este caso, se cree que el virus entra y daña las células que sustentan el funcionamiento de los nervios olfativos, por lo que los nervios no pueden hacer su trabajo. Cuando el virus desaparece, el daño permanece. Este daño puede curarse, pero lleva tiempo. La recuperación requerirá paciencia.

Muchas personas se preguntan: «¿Cuándo recuperaré el sentido del olfato al cien por cien?». Se trata de una pregunta natural que provoca mucha ansiedad, sobre todo en el caso de las personas que se encuentran en las primeras fases de la pérdida del olfato. Es importante recordar que este tipo de daño nervioso es como una lesión, más que algo de lo que uno se «recupera». Al igual que una pierna rota, llevará tiempo, y la recuperación de los nervios es un proceso lento. Sin embargo, existen métodos científicamente probados para acelerar este proceso y de los que hablaremos más adelante en este capítulo.

En definitiva, la recuperación puede seguir uno de estos dos patrones: una recuperación bastante rápida en un par de semanas, o un patrón de recuperación más lento que puede tardar más de un año. Lamentablemente, no es posible identificar en qué grupo nos encontramos. Si permanecemos sin olfato durante dos meses, es razonable suponer que la pérdida de olfato está relacionada con un daño en la vía nerviosa olfativa.

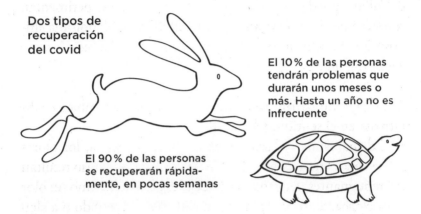

Dos tipos de recuperación del covid

El 10 % de las personas tendrán problemas que durarán unos meses o más. Hasta un año no es infrecuente

El 90 % de las personas se recuperarán rápidamente, en pocas semanas

¿Cómo es la recuperación?

Para el noventa por ciento de las personas sin daños en los nervios, la recuperación será rápida y completa. Estas personas se recuperarán de todos modos, con independencia de que consuman suplementos para ayudar a su sentido del olfato o prueben el entrenamiento olfativo o cualquier otro remedio. Es importante señalar que muchas de las «curaciones» que se leen en internet son casos de personas que pertenecen a este grupo de recuperación rápida; como perder el sentido del olfato puede ser tan estresante, la gente suele estar dispuesta a «probar cualquier cosa», y puede atribuir la recuperación a cualquier «tratamiento» que estuviera probando en el momento más cercano a la recuperación del olfato, aunque su olfato estuviera destinado a volver por sí mismo. Por lo tanto, debemos tener mucho cuidado a la hora de interpretar las afirmaciones sin fundamento de que determinados remedios pueden curar la pérdida del olfato.

En el caso de las personas que tardan más en recuperarse, vemos dos historias diferentes.

1. Algunas personas experimentan cierto grado de recuperación, y las cosas huelen «normal». En otras palabras, su sentido del olfato puede ser débil, pero los olores que experimentan son los esperados. Esta atenuación del olfato se denomina «hiposmia». El sentido del olfato puede permanecer así durante algún tiempo.

2. El segundo patrón de recuperación incluye «cambios cualitativos» en el sentido del olfato.

- La «parosmia» es uno de ellos. En la parosmia, los olores se encuentran cambiados, distorsionados o incluso resultan repugnantes. La gente describe la experiencia como un olor a cloaca, a aceite quemado, a carne en mal estado o a algo exageradamente dulce. Muy a menudo va acompañada de una sensación de asco. Esta experiencia se ve provocada por la presencia de un desencadenante en el entorno, como la comida.

- Otra afección, conocida como «fantosmia», es un olor de fondo constante, a menudo desagradable, que no ha sido provocado por algo en el entorno. La parosmia y la fantosmia suelen darse juntas, aunque no siempre. La fantosmia puede compararse con el *tinnitus:* es una experiencia sensorial que se origina en el cerebro, y no en el mundo real.

Los médicos e investigadores todavía están aprendiendo sobre los resultados a largo plazo de los problemas de olor relacionados con el covid, pero nuestra comprensión de estas afecciones sugiere que, en la mayoría de los casos, las cosas se resolverán.

En general, en las primeras tres semanas después de desarrollar la pérdida de olfato, no es necesario realizar ninguna intervención. Si la pérdida del olfato persiste más allá de las tres semanas, merece la pena explorar el entrenamiento olfativo, el apoyo de los compañeros y otras intervenciones o suplementos, como se comenta a continuación.

Fluctuaciones

Muchas personas informan de que durante el período de recuperación experimentan fluctuaciones en su sentido del olfato mientras este se está recuperando. Esto puede ser muy molesto, y a menudo puede dar la sensación de volver a la casilla de salida. Es del todo normal en el proceso de recuperación del covid. Así que no debemos preocuparnos demasiado y es importante recordar que un día no significa nada. Mañana puede ser mejor.

Por qué la pérdida de olores puede deprimirnos

Los estudios científicos sobre cómo la pérdida de olfato afecta a la salud mental de las personas han descubierto que, a largo plazo, la pérdida de olfato provoca sentimientos de aislamiento, tristeza y depresión. Es posible que ya no nos atraiga nuestra pareja, o que sintamos que no podemos establecer un vínculo con nuestro bebé. Estas cosas suceden cuando se interrumpe el olfato y son totalmente normales, y debemos sentirnos tranquilos porque, para la gran mayoría, todo esto mejorará. A veces es útil encontrar tiempo para hacer una pausa; recomendamos salir a la naturaleza, fijarnos en otras experiencias sensoriales, como el canto de los pájaros o el movimiento de las nubes, y practicar técnicas de relajación, yoga o meditación.

GUÍA DE LA PAROSMIA

Sabemos que la parosmia, término utilizado para describir una alteración de la percepción del olfato, puede llegar en cualquier momento después del covid —a veces inmediatamente; en ocasiones, muchos meses después de la infección inicial—. También hay personas que experimentan parosmia sin pérdida del olfato.

La parosmia puede ser muy difícil de vivir. Las primeras semanas suelen ser las más complicadas. La mayoría de las personas afirman que ciertos alimentos, como la carne, las cebollas, el ajo, los huevos y el café, así como la pasta de dientes y muchos otros alimentos y artículos domésticos comunes, provocan una sensación de asco y, a veces, náuseas. Esto crea todo tipos de problemas, especialmente cuando se vive en un entorno familiar o en el lugar de trabajo donde se puede estar expuesto a los olores de la comida de otras personas, al perfume o a otros desencadenantes.

En las peores fases de la parosmia, es posible que el paciente se sienta mal, que quiera estar enfermo, que no tenga hambre o que no desee comer nada en absoluto. El uso de una pinza nasal puede ser útil si hay que cocinar para otros o si necesitamos estar presentes en un lugar donde se consumen alimentos. También puede ser útil recurrir a bebidas sustitutivas de calorías. Es recomendable preguntar a nuestro médico al respecto si hemos perdido el apetito debido a la parosmia. Si estamos perdiendo una cantidad significativa de peso, debemos buscar consejo médico.

«Empezó con un huevo frito. No paraba de oler algo raro y pensé que tal vez era un huevo en mal estado. Unos días más tarde, hice un huevo frito con una nueva tanda de huevos… y ahí estaba otra vez. Al día siguiente, hice huevos duros para mi marido y ahí estaba de nuevo ese olor. Era la clara del huevo. Tuve que escupirla literalmente. Y desde entonces ha ido a peor. Mi agua caliente tiene el mismo olor, al igual que el café, las cebollas, el pollo, la ternera, el cerdo, las toallitas para bebés o la lluvia fresca... Literalmente, añado algo a la lista cada día. Todos los días algo más adquiere ese mismo olor espantoso».

No hay medicamentos para la parosmia, y aún no se conoce nada que pueda hacerla desaparecer, por lo que es probable que sea un largo camino. Aquí detallamos algunos consejos que ayudarán al paciente a controlarla y le permitirán obtener suficientes calorías para seguir adelante.

Limitarse a los alimentos suaves y a los que están a temperatura ambiente
Mucha gente dice que puede comer cosas como arroz hervido, pasta y yogur natural. El queso tampoco suele dar problemas. Los alimentos que están a temperatura ambiente o los frescos desprenden menos olor que los calientes, así que debemos tenerlo en cuenta.

Evitar las cosas fritas, asadas o a la parrilla
Esto se aplica a todo, desde las patatas fritas hasta los cacahuetes tostados. El proceso de tostado desprende sustancias químicas aromáticas que sabemos que son muy difíciles de tolerar para las personas con parosmia. El pollo o el pescado escalfados pueden estar bien, pero tal vez tengamos que renunciar a las patatas y el pescado fritos.

Seguir experimentando
Deberíamos seguir probando alimentos en pequeñas cantidades para saber qué es tolerable y qué no. Es recomendable llevar una lista mientras revisamos la nevera y anotar lo que es «seguro» y lo que es un desencadenante. Lo que uno puede tolerar puede ser diferente a lo que otras personas toleran, así que hay que seguir experimentando. Una opción es intentarlo con un compañero, ya que puede re-

sultar estresante. Lo que hoy es un desencadenante de la parosmia puede cambiar en dos semanas. Mucha gente ha descrito esto. La parosmia puede ser un cuadro en constante movimiento.

> «Adapté mi dieta con bastante rapidez. Sustituí la carne por lentejas y legumbres, y los lácteos, por alternativas vegetales. Evité la cebolla y el ajo y los sustituí por chile e hinojo. Me di cuenta de que apreciaba mucho más la textura y me centraba en ella para disfrutar de la comida. Aproveché la oportunidad para probar nuevos alimentos y ahora estoy comiendo alimentos que nunca había probado. Ahora que mi parosmia se ha mitigado, estoy explorando diferentes formas de cocinar y siendo más creativa. Intento sacar algo bueno de ello».

El supermercado y la cocina

Ir a comprar alimentos cuando se tiene parosmia puede ser una experiencia desmoralizadora. Tal vez sea útil, sobre todo si tenemos que cocinar para los miembros de la familia, planificar los menús y pedir la comida por internet o que alguien nos ayude a hacer la compra. Es recomendable evitar pasar más tiempo del necesario en el supermercado, ya que los olores pueden resultar abrumadores. Si preparamos algo que realmente no podemos siquiera plantearnos comer, debemos recordar que esto es común y que muchas personas con parosmia lo han experimentado. Lo principal es comer algo, lo que sea que nos veamos capaces de digerir. Comer algo es lo principal.

Involucrar a los familiares y amigos cercanos para que nos ayuden en este viaje

Las personas con afecciones complejas suelen confiar en los miembros de su familia para que les ayuden con las visitas al hospital, las cuestiones prácticas y les proporcionen apoyo emocional. En el caso de la parosmia, esta estrategia también puede ser muy eficaz. Dado que se trata de una enfermedad invisible, es posible que seamos reacios a «montar un escándalo», sobre todo si nadie nos entiende. Ayudar a que las personas más cercanas sepan lo que está ocurriendo es crucial si queremos obtener el apoyo que necesitamos. Quizá sea de ayuda compartir este libro con nuestros seres queridos.

La parosmia es una señal de que las cosas se están curando
Los investigadores reconocen que los olores distorsionados de la parosmia son un indicador de que se está produciendo la curación. Es muy difícil vivir con ello, pero puede ayudar el hecho de saber que es una buena señal.

¿Qué tratamientos funcionan?

La Sociedad Británica de Rinología y la ENT UK* han elaborado unas directrices para los médicos sobre cómo aconsejar a los pacientes que experimentan problemas de olor después del covid. Se pidió a destacados médicos que dieran su opinión sobre una serie de tratamientos y se acordaron dos líneas de actuación: el entrenamiento olfativo con apoyo mutuo y los aerosoles nasales con esteroides.

Es posible que el lector haya oído hablar del uso de ciertos suplementos en la prensa, como el ácido alfa lipoico, los ácidos grasos omega 3, las gotas nasales de vitamina A y el zinc. Todavía no hay una evidencia sólida de la efectividad de estos suplementos, o la investigación no está lo bastante avanzada, por lo que no es posible recomendarlos. Esto no significa que carezcan en

* Siglas de *Ear, Nose and Throat United Kingdom* ('Otorrinolaringología del Reino Unido').

absoluto de utilidad; algunos de ellos todavía se están estudiando. Si el paciente desea probar estos suplementos, es importante seguir cuidadosamente las instrucciones de dosificación.

Entrenamiento olfativo y apoyo mutuo
La evidencia de los beneficios del entrenamiento olfativo está ahora bien fundamentada. A continuación ofrecemos unas sencillas instrucciones para realizar entrenamiento olfativo. Combinar el entrenamiento olfativo con grupos de apoyo entre iguales es otra forma de compartir las preocupaciones, las preguntas, los pequeños éxitos y los contratiempos. Esto es especialmente importante cuando, como es frecuente, los familiares o los amigos cercanos no pueden hacerse una idea de qué estamos experimentando. El aislamiento es un sentimiento común cuando se ha perdido el sentido del olfato, por lo que unirse a estos grupos y compartir estos sentimientos puede ser muy útil.

Aerosoles nasales con esteroides
Los aerosoles nasales con esteroides pueden ser útiles para controlar la inflamación y, por tanto, la hinchazón dentro de la nariz, y mejorar, de este modo, el funcionamiento de la vía olfativa. En las directrices referidas arriba, se recomiendan después de dos semanas de pérdida de olfato. Algunos aerosoles pueden comprarse sin receta médica, o podemos preguntar a nuestro médico. Es importante entender cómo utilizar el aerosol exactamente. En AbScent.org/NoseWell se pueden encontrar sencillos vídeos de demostración (en inglés), creados junto con la Sociedad Rinológica Británica.

Cómo utilizar el entrenamiento olfativo para ayudar en la recuperación

Aunque no podemos controlar completamente nuestra recuperación, hay estrategias sencillas y probadas que pueden ayudarnos. Dicho esto, la primera lección es ser amable con uno mismo y permitirse todo el tiempo necesario para cuidarnos. Nadie puede saber lo que siente nuestra nariz, o qué apetito tenemos.

Autocomprobación

Si vamos a empezar a entrenar el olfato, puede ser útil intentar determinar en qué punto nos encontramos ahora. Y luego podemos volver a realizar la prueba en unas semanas o meses y anotar cualquier progreso. La forma de autoevaluarse depende de cada uno. Podemos hacer una lista de diez o veinte cosas en nuestra cocina y olerlas, anotando cualquier experiencia que tengamos. ¿Olemos algo? ¿Solo una especie de olor a «nada» que carece de sentido? ¿El olor está muy distorsionado y nos hace sentir náuseas? Debemos hacer nuestra lista y anotar también cómo nos sentimos. Es útil pegarla en la nevera y consultarla de vez en cuando, aunque no todos los días. Al igual que subir a la báscula del baño a diario, esto no es realmente útil. Una vez al mes es suficiente. Una vez que hayamos realizado nuestra autocomprobación, hay que prepararse para el entrenamiento olfativo.

Entrenamiento olfativo: lo básico

El entrenamiento olfativo es una técnica de apoyo que podría ayudarnos a recuperar el olfato más rápidamente. Esta técnica se está estudiando desde 2009, y hay sólidas evidencias científicas de que puede acelerar la recuperación. El entrenamiento olfativo no es una cura en el sentido tradicional, sino una forma de acelerar la recuperación.

El entrenamiento olfativo consiste en oler algo con un olor fuerte, como aceites esenciales o especias del armario de la cocina, durante un par de minutos dos veces al día. Es fácil de hacer, pero es importante que entendamos cómo y por qué funciona. En esta sección, ayudaremos al lector a preparar su propio kit y le guiaremos a través de una sesión de entrenamiento olfativo.

¿Qué debemos hacer?

Es útil tener un kit para hacer el entrenamiento. Podemos hacer fácilmente nuestro propio kit.

Necesitaremos:

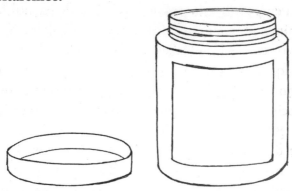

- Frascos de vidrio ámbar de tamaño pequeño, de unos 30 ml* (los aceites esenciales son volátiles y se degradan rápidamente con la luz del sol, y el vidrio ámbar los protege). Se pueden comprar por internet o en una tienda local.
- Papel secante, papel para acuarela o cualquier papel grueso blanco o no coloreado.
- Cuatro frascos de aceites esenciales† (los aceites esenciales no tienen nada de mágico, simplemente son fáciles de conseguir, asequibles y de un olor fuerte).
- Etiquetas adhesivas para marcar los tarros y las tapas.

Consejo

Es mejor escoger olores familiares, de forma que nos resulten significativos y estén ligados a recuerdos y emocio-

---

* Podemos tener tantos tarros como queramos, pero es recomendable hacer un mínimo de cuatro.

† También se pueden utilizar unas gotas de aromatizantes alimentarios, como vainilla, o especias secas.

nes más vívidas. Algunos ejemplos son los cítricos o los olores asociados a la Navidad, como la canela y el azahar.

Instrucciones de preparación
• Cortamos círculos de papel secante y los hacemos encajar en el fondo de los tarros.
• En cada disco de papel, echamos unas gotas de uno de los distintos aceites esenciales.
• Colocamos etiquetas en los tarros y las tapas, y escribimos el contenido y la fecha en la etiqueta.

Cómo mantener los tarros frescos
Hay que guardar los frascos en lugares alejados de la luz solar y el calor. Las cosas que tienen un olor fuerte, como los aceites esenciales, suelen perder su carácter con el calor y la luz solar. Así que debemos protegerlos y asegurarnos de cerrar bien las tapas tras cada uso.

¿Hace falta recargar los tarros?
El kit debería durar cuatro meses. Por supuesto, podemos rellenar los tarros antes, pero probablemente no sea necesario.

¿Por qué el kit está hecho así?
Después de muchas pruebas y errores, y de los comentarios de miles de personas, el método del tarro ha resultado ser el mejor. ¿Por qué? Porque se puede confiar en que, cuando entrenamos, el aroma nos llega con la mayor intensidad posible. Cuando abrimos el tarro, la nariz recibe la pequeña cantidad de aire aromatizado del frasco. Se recomienda utilizar tarros de cristal de color ámbar en vez de tarros de mermelada transparentes porque protegen los aceites esenciales de la luz, lo que los mantiene frescos durante más tiempo. El papel secante se recomienda por encima de cosas como el algodón y el papel de cocina, que tienen fibras sueltas que pueden albergar bacterias

y hacer que el olor se pierda. Por supuesto, el algodón es mejor que nada, si es lo único que tenemos a nuestra disposición; en ese caso, simplemente renueva los frascos semanalmente.

Practicar el entrenamiento olfativo

Lo más importante que debemos saber sobre el entrenamiento olfativo es que lleva tiempo y es un compromiso a largo plazo. Si el lector forma parte del grupo de recuperación de la pérdida de olfato a largo plazo, tendrá que hacerlo dos veces al día durante un mínimo de cuatro meses. Al igual que la rehabilitación de un ictus, el entrenamiento olfativo requiere tiempo y concentración —es un trabajo para el cerebro, no solo para la nariz—, así que si solo se hace un par de veces a la semana y luego lo deja al cabo de unas semanas, acabará defraudado. Los mejores resultados se obtienen realizando el entrenamiento olfativo dos veces al día.

El método

Cada sesión individual debe durar solo entre tres y cinco minutos. Es conveniente elegir un momento tranquilo del día en el que podamos concentrarnos y tratar de encontrar un lugar libre de distracciones. También es recomendable apagar la música, la televisión, el ordenador o cualquier otra cosa que pueda distraernos.

A continuación, abrimos un frasco cada vez, cerramos los ojos y nos acercamos el frasco a la nariz. En el interior del tarro el olor estará concentrado. Debemos intentar captarlo mientras respiramos, haciendo pequeñas «inspiraciones de conejo», es decir, aspirar solo el aire suficiente para que entre en la nariz, en lugar de para que baje hasta los pulmones. Mientras lo hacemos, hay que tratar de imaginar el olor. ¿Recordamos algo de nuestro pasado que nos ayude a evocarlo? Si podemos, hay que intentar reproducir ese recuerdo. Si se trata de un limón, por ejemplo, intentaremos recordar algo sobre él, tal vez cortar un limón o exprimirlo. Podemos imaginar que tenemos la cáscara de limón en las yemas de los dedos, o cómo la esencia del

183

limón sale por los poros de su corteza. Oler y pensar. Después de estas breves inspiraciones, podemos hacer una pausa y respirar normalmente durante unas cuantas respiraciones, y luego retomar las inspiraciones de conejo.

Cuando hayamos hecho esto durante treinta segundos, más o menos, volvemos a tapar el tarro. De nuevo, respiramos normalmente. Ahora hacemos lo mismo con los otros tres frascos.

Ahora lo más importante...

... Pensar en lo que tratamos de oler.

Lo más importante del entrenamiento olfativo no es lo que se huele, sino lo que hace el cerebro mientras se intenta oler. En otras palabras, podríamos entrenar el olfato con un bote de gomas elásticas, y sería igual de bueno, siempre y cuando pudiéramos imaginarnos las gomas elásticas en nuestra mente, o quizá recordar el olor de las zapatillas de deporte de cuando íbamos al colegio. O tal vez nos recuerde el olor de una lata de pelotas de tenis recién abierta. Dondequiera que vayamos en nuestra práctica de entrenamiento olfativo, hay que tratar de evocar recuerdos lo más vívidos posible.

Lo más importante es recordar que el entrenamiento olfativo consiste en utilizar la mente y la memoria, no solo el olfato.

Veamos algunos de los problemas más frecuentes

¡No huelo nada! ¡Debo de estar haciéndolo mal!

Si el paciente ha perdido el sentido del olfato, al principio los frascos no le harán sentir nada. El primer paso del entrenamiento olfativo consistirá, entonces, en un salto de fe. Hay que concentrarse mientras se hace, centrar la mente en recordar los olores y esperar a ver qué pasa.

¡No recuerdo ningún olor! ¡Ayuda!

Para algunas personas, evocar un recuerdo olfativo es muy difícil. Recomendamos probar a hacer este ejercicio: evocar un recuerdo muy feliz de nuestra infancia, como por ejemplo unas vacaciones. El ejercicio resulta más eficaz cuando el recuerdo incluye comida. Ahora hay que pensar en nuestra comida favorita de ese recuerdo. Visualizarla en el plato. Recordar su color y su textura. Si hemos cocinado alguna vez ese plato, recordar la sensación que dejaba en nuestras manos. Si por entonces éramos niños, ¿recordamos si era pegajoso? ¿Caliente? ¿Frío? ¿Quién sirvió la comida? ¿Quién estaba con nosotros? Es bueno tomarse un tiempo para pensar en esto, ya que es posible que lo vayamos recordando poco a poco. Ahora hay que volver a pensar en el olor de esa comida. ¿Podemos conseguirlo?

No, no lo consigo. ¿De qué otra forma puedo utilizar mi memoria olfativa y mi cerebro para entrenar mi olfato?
No hay que preocuparse, no todo el mundo es capaz de recordar los olores. Se puede intentar otra técnica. Simplemente, hay que tratar de silenciar el resto de estímulos sensoriales —ruido, luz (para ello, hay que cerrar los ojos)— y luego sentarse en silencio y agudizar la atención hasta que percibamos una «señal». Podemos imaginar que estamos mirando dentro de un pozo profundo del que no vemos el fondo. Dejamos caer una piedra. Es posible que el agua se encuentre a un nivel muy bajo. Cuanto más tiempo tardemos en escuchar el *plop,* más posibilidades hay de que el sonido sea muy débil. Lo mismo ocurre cuando uno intenta captar las primeras sensaciones de olor. Hay que ser paciente y esperar.

Me resulta difícil creer que esto funcione: soy escéptico.
Existen claras evidencias de que el entrenamiento olfativo puede ayudar a facilitar la vuelta del olfato. No obstante, requiere mucha paciencia y la recompensa es lenta y a veces imperceptible. Se necesita mucha confianza en la utilidad del proceso. Para algunas personas, sobre todo cuando tienen que enfrentarse a síntomas a largo plazo, esto puede parecer un poco des-

alentador. Pero el paciente puede sentirse poderoso si se da cuenta de que tiene el control de una cosa tan pequeña. Es un entrenamiento sencillo que puede hacerle sentir que mejora cada día, como un pequeño paso en un largo camino. Hay que intentar seguir adelante.

Aquí detallamos algunas formas de entrenar el sentido olfativo durante nuestro día a día sin apenas darnos cuenta.

- Centrarse en el olor del gel o la crema de manos cuando los utilizamos.
- Echar una gota de aceite esencial en un marcapáginas y olerlo cuando leamos.
- Utilizar un bálsamo labial perfumado.
- Aspirar el aroma de los productos de cuidado corporal cada vez que los utilicemos.
- Romper unas cuantas hojas y triturarlas entre las manos cuando salgamos a pasear. Intentar sentir el olor.
- Cuando abracemos a nuestra pareja, tomarnos un par de minutos e intentar descubrir su olor personal.
- Utilizar una gota de aceite esencial en el exterior de nuestra mascarilla (debemos asegurarnos de que usamos un aceite esencial respetuoso con la piel).

Resumen

- La pérdida del olfato es algo muy personal y cada persona tiene una experiencia diferente.

- Intente hablar de su problema siempre que pueda con su familia y amigos. Si esto le resulta difícil, quizá hablar con otras personas en la misma situación pueda ayudar.

- Es normal sentirse deprimido y aislado cuando uno experimenta la pérdida de olfato.

- Las preferencias alimentarias cambiarán con frecuencia, así que experimente con sus comidas.

- La recuperación puede llevar mucho tiempo, a veces hasta dos años. Tal vez resulte frustrante, pero hay esperanza.

- El entrenamiento olfativo es una técnica muy buena en la que apoyarse. Recuerde que, al igual que la rehabilitación, el entrenamiento olfativo requiere un gran compromiso. Recomendamos que la haga dos veces al día durante un mínimo de cuatro meses.

- La parosmia es una señal de que las cosas están mejorando.

- La mayoría de las personas recuperan una parte o la totalidad del sentido del olfato con el tiempo.

Capítulo 8

Otros síntomas del covid persistente

Además de la fatiga, la falta de aire y el deterioro del olfato, se reconocen muchos otros síntomas del covid persistente, desde la niebla mental y el mareo hasta la caída del cabello y las molestias gastrointestinales. En este capítulo ofrecemos una descripción de algunos de los síntomas más comunes, así como una serie consejos y estrategias de gestión.

Niebla mental

La niebla mental es un término utilizado por los enfermos del covid persistente para describir los síntomas relacionados con el pensamiento, la memoria y la atención. Muchos enfermos afirman que se sienten confusos o distraídos, tienen problemas de memoria, les resulta difícil encontrar palabras y sienten una mayor sensibilidad a los ruidos fuertes o el tacto. A algunos pacientes les resulta difícil concentrarse para leer o ver la televisión. Durante la pandemia han proliferado las videoconferencias, algunas de larga duración, pero pueden llegar a ser abrumadoras. Si socializar antes resultaba natural, con sus complejas señales y demandas de atención, ahora se convierte en algo agotador.

«El término "niebla mental" no hace justicia a la experiencia. Básicamente es como si no pudieras pensar. ¡Y resulta que pensar es algo esencial para que la vida tenga sentido! En mi peor momento, pasaban minutos hasta que me abrochaba el cinturón de seguridad».

La niebla mental se relaciona con otras afecciones además del covid, como la fibromialgia y la encefalomielitis miálgica/síndrome de fatiga crónica (EM/SFC). La fatiga, un síntoma común a todas estas afecciones, puede repercutir significativamente en nuestro pensamiento. De hecho, la niebla mental y la fatiga están íntimamente conectadas para muchas personas, y muchos se refieren a la niebla mental con el término «fatiga cognitiva».

Quizá preocupe al paciente que la niebla mental sea un signo de demencia. Podemos asegurar que no existen pruebas que indiquen que la infección de covid provoque demencia. Se han realizado varias investigaciones[*] utilizando pruebas de función cognitiva y se ha descubierto que, aunque los pacientes que habían padecido covid obtuvieron puntuaciones más bajas, sobre todo en lo que respecta a la atención, estas puntuaciones mejoraban con el tiempo. Por nuestra experiencia, podemos constatar que esto es así, y normalmente comprobamos que la niebla mental mejora con el tiempo en paralelo a otros síntomas.

«Mi memoria llegó a fallar de tal manera que me convencí de que estaba desarrollando alzhéimer. Mi abuela vivió con alzhéimer durante años, así que sabía hasta qué punto podía llegar. Después del covid, olvidaba palabras, perdía constantemente mis llaves y olvidaba las conversaciones que había tenido. Era horrible».

* Zhao, S. *et al.* (2022) 'Rapid vigilance and episodic memory decrements in COVID-19 survivors.' *Brain Communications,* 4 (1). https://doi.org/10.1093/braincomms/fcab295

La niebla mental puede resultar muy frustrante y profundamente inquietante. Puede afectar a la capacidad y/o confianza del paciente para hacer su trabajo, ya sea en casa o en una oficina. También influye en su forma de relacionarse consigo mismo y con los que le rodean.

Estrategias
- Muchas personas con covid persistente señalan que su niebla mental está estrechamente relacionada con su fatiga. Si este es el caso del paciente, por favor, vuelva a leer el capítulo 2. Las estrategias de **dosificación de esfuerzos y preservación de la energía** pueden ayudarle a gestionar la niebla mental.
- Las **estrategias de compensación** pueden ser útiles, como, por ejemplo, crear una lista de tareas pendientes o llevar un diario. Aunque estas estrategias no solucionan los síntomas, ayudan a reducir el impacto que la niebla mental tiene en la vida diaria.
- Puede que le resulte útil descubrir si su niebla mental sigue un **patrón**, si se pueden predecir sus fluctuaciones.
- Intente **organizar su día a día y planifique las tareas** para aprovechar los momentos en los que se sienta con mayor claridad mental.
- Intente evitar las **causas desencadenantes**. Por ejemplo, algunas personas descubren que beber alcohol o estar inactivos empeora la niebla mental.
- Si los otros síntomas lo permiten, hacer **ejercicio leve** puede mejorar la niebla mental.
- **Mejorar el sueño** también puede ser de utilidad. En el capítulo 4 se recogen estrategias prácticas para hacerlo.
- **El estrés, un bajo estado de ánimo y la ansiedad** pueden tener un gran impacto en nuestro pensamiento y procesamiento mental. Abordar estos síntomas puede ayudarle a mejorar la niebla mental.

- También es importante recordar que cometer errores, olvidar palabras y perder el hilo de una conversación es normal a veces. Preocuparse por la niebla mental puede hacer que los síntomas empeoren. Sin embargo, intentar **aceptar** el hecho de que uno sufre niebla mental puede ayudar.
- Las habilidades de pensamiento se deterioran rápidamente si no se utilizan. Si ha dejado de hacer sus actividades habituales o del trabajo durante algún tiempo, esto puede ocurrir. A medida que vuelva a **incorporar poco a poco sus actividades habituales en su rutina**, la agudeza mental mejorará.

Mareos, vértigo y desequilibrio

Muchas personas que padecen covid persistente sufren mareos. Incluso antes de la pandemia de covid, los virus a veces provocaban vértigos persistentes. Aunque no son peligrosos, los mareos pueden ser extremadamente desagradables y difíciles de manejar.

Algunas personas desarrollan mareos y problemas de equilibrio durante o después de su infección inicial de covid. Otras ya tenían estos problemas antes del covid, pero sus síntomas han empeorado desde entonces. Estos síntomas normalmente mejoran en semanas o meses, a medida que los pacientes se recuperan, pero algunos enfermos pueden experimentar mareos, vértigo y desequilibrio durante mucho tiempo después.

Todavía no entendemos del todo cómo afecta el covid a nuestros sistemas de equilibrio. No obstante, hemos aprendido que algunas de las estrategias que el cuerpo utiliza para superar la infección inicial pueden estar detrás de los mareos que ocurren cuando la fase aguda de la enfermedad remite. Lo que ocurriría es que nuestro cuerpo se adapta a la presencia de un virus y no se restablece de forma natural una vez que el virus desaparece.

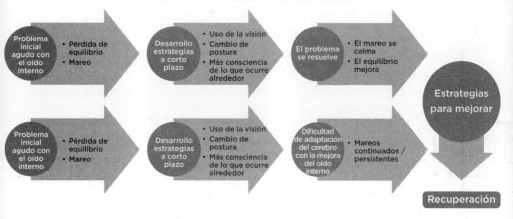

Cómo funciona el equilibrio

Este diagrama muestra diferentes caminos de recuperación tras un episodio de mareo. Los mareos pueden afectar a personas de muy diferente índole y en distintos períodos de tiempo.

> «Notaba como si estuviera todo el tiempo en un barco en medio de una tormenta. Cada vez que me movía, sentía que estaba a punto de caerme. Si me inclinaba hacia delante, la habitación entera daba vueltas. Estaba completamente incapacitada».

Nuestro sistema de equilibrio es complicado. Piense en todo lo que su cuerpo necesitaría para mantenerse en equilibrio si estuviera caminando sobre una cuerda. Haría falta información del sistema vestibular —el sistema encargado del equilibrio—, información de los sensores de posición que se encuentran en las articulaciones e información de los músculos y la piel para mantenerse en pie. Usted percibe dónde se encuentra en el espacio a través de la visión de los objetos que le rodean, sintiendo el movimiento de su cabeza, la posición de sus articulaciones y la tensión muscular de la parte superior del cuerpo, los brazos, la espalda, el estómago, las nalgas y las piernas.

A veces podemos confiar demasiado en nuestra visión. Cuando lo hacemos, el equilibrio, el vértigo y la fatiga pueden empeorar. También puede contribuir a la sensación de niebla cerebral. Esta información nos ayuda a comprender cómo empezar a abordar los mareos mediante estrategias de rehabilitación.

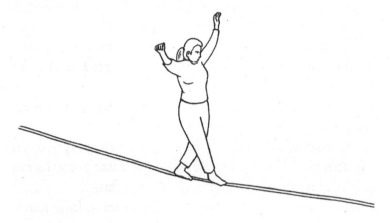

Estrategias
Se dividen en dos secciones:
1. Gestión de los mareos agudos.
2. Gestión de los mareos persistentes.

Gestión de los mareos agudos
- Intente pensar y **planificar sus actividades cotidianas.**
- Puede que le resulte difícil levantarse de la cama. **Siéntese en el borde de la cama durante uno o dos minutos y espere a que se le pase el mareo** antes de intentar ponerse en pie. Al principio, quizá necesite que alguien esté con usted en el dormitorio cuando intente ponerse en pie y caminar.
- Intente **moverse con naturalidad.** Está demostrado que mover los ojos, la cabeza y el cuerpo ayuda a reducir el mareo y a mejorar el equilibrio y la fatiga cuando ciertas dolencias afectan al sistema de equilibrio.
- **Manténgase seguro.** Planifique actividades para mejorar el equilibrio. Por ejemplo, practique el equilibrio en una esquina, junto a una superficie de trabajo, al lado de la cama o en una puerta e intente que alguien le acompañe si es necesario. Practique en un momento del día en que sienta

que su cuerpo y su mente están coordinados, y controle sus niveles de esfuerzo y de recuperación.

- **Sea amable consigo mismo.** Asegúrese de tener un «plan de recaída»: por ejemplo, analice qué ha podido provocar la recaída, priorice algunas actividades, haga uso de los períodos de descanso y planifique objetivos fáciles a corto plazo.
- **Analice sus síntomas** y modifique el plan según sea necesario.
- Recuerde las tres *p* de la gestión de la fatiga: **priorizar, planificar y pausar el ritmo.**
- Tanto cuando comience como cuando haga progresos en sus actividades, **tenga en cuenta el malestar postesfuerzo** (PEM), los tiempos de recuperación y la fatiga.
- Intente mantenerse dentro de un **rango adecuado de movimiento** y actividad.
- Es posible que se sienta ligeramente mareado mientras se mueve. Intente convencerse a sí mismo de que **sentir un leve mareo es normal** y de que se encuentra bien. El mareo debería cesar en un par de minutos tras descansar un poco.
- Intente **mirar activamente a su alrededor** y mueva la cabeza para mirar diferentes objetos mientras camina o incluso cuando está sentado. Al principio mueva la cabeza con suavidad, de forma que pueda aumentar poco a poco el movimiento y la velocidad a medida que se sienta capaz.
- **Intente no pensar en los mareos** cuando esté haciendo estos ejercicios. Centrar la atención en los mareos impide el movimiento automático de su cuerpo y puede aumentar la fatiga. Intente concentrarse en otra cosa al mismo tiempo, ya que el cerebro se adapta más rápidamente si tiene un objetivo visual claro en el que fijarse mientras se mueve. Por ejemplo, mientras camine y mueva la cabeza, busque objetos verdes en el paisaje, lea las señales de tráfico o sea un poco curioso y observa lo que hacen los demás a su alrededor. ¡Todo lo que vea es un buen objetivo visual! Esto le permitirá girar la cabeza de forma más automática sin que

el «punto de mira» del cerebro se centre en los mareos o el movimiento.

- **Enfoque la vista** e intente captar los detalles de las cosas cercanas y lejanas en todas las direcciones. Por ejemplo, mientras camina por casa, mire los cuadros de la pared o los patrones de la alfombra. Si está fuera, fije la mirada en la corteza de los árboles, las hojas o las flores. En su recorrido, concéntrese en mirar todo lo que tiene un color específico. Gire la cabeza y mire de lado a lado, como si fuera a cruzar una carretera. Primero debe hacerlo con suavidad; luego puede aumentar gradualmente la velocidad de los giros de cabeza, aunque dentro de unos límites razonables.

- **Siga el vuelo de los pájaros en el cielo**, el movimiento de los animales, las gotas de lluvia en la ventana, o mire el movimiento de una pelota mientras la lanza y la atrapa. Recuerde todos los detalles y compárelos la próxima vez que los vea en su paseo.

- **Utilice sus audífonos o sus gafas** en las actividades cotidianas si los tiene o los necesita. Está demostrado que mejoran la estabilidad postural y el equilibrio.

Gestión de los mareos persistentes

Los ejercicios de rehabilitación del equilibrio pueden ayudar a reaprender el equilibrio, a reducir mareos y a mejorar la resistencia, especialmente si no hacen que su centro trabaje demasiado. Puede empezar con los movimientos de abajo y modificar la velocidad y el número de repeticiones a medida que su cuerpo se lo permita. Intente realizar las actividades que se indican a continuación de una a tres veces al día durante al menos doce minutos diarios en la fase aguda, si la fatiga se lo permite. Puede aumentar este tiempo hasta dedicarles veinte minutos repartidos a lo largo del día.

- **Gire la cabeza de un lado a otro.** Fije la mirada en diferentes objetos que estén cerca y lejos, de izquierda a derecha.

Cuando se sientas cómodo, incremente gradualmente la frecuencia de este ejercicio, siempre que el estado de su recuperación y sus síntomas lo permitan.

- **Mueva la cabeza hacia arriba y luego hacia abajo,** hasta que la barbilla toque el cuello. Fije la mirada en un punto del techo y del suelo. Cuando se sienta cómodo, aumente gradualmente la frecuencia de este ejercicio, siempre que el estado de su recuperación y sus síntomas lo permitan.

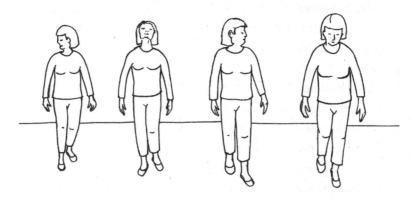

- Siéntese en una silla e **inclínese hacia delante para llevar la cabeza y los hombros hacia el regazo, y luego vuelva a ponerse derecho.** También puede hacer este ejercicio de pie: inclínese para llevar la cabeza y los hombros hacia delante y hacia abajo, estírese e intente tocar con sus manos una silla y luego vuelva a la posición de partida, en pie y con la columna recta. Cuando se sienta cómodo, incremente gradualmente la frecuencia de este ejercicio, siempre que el estado de su recuperación y sus síntomas lo permitan.

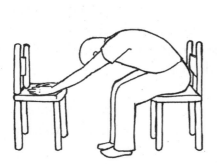
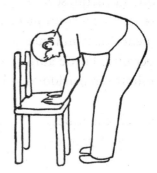

- **Cierre los ojos mientras se sienta o cuando esté de pie con los pies separados.** Empiece por concentrarse en cómo el peso de su cuerpo se distribuye en cada uno de sus pies.

- Mientras está sentado o en pie, **mueva o apriete los dedos de los pies y céntrese en las sensaciones que le transmite el suelo.** Cierre los ojos diez segundos. Aumente los ejercicios gradualmente a medida que se sienta más cómodo. Es posible que note un suave balanceo, pero es normal. Intente que su peso se distribuya uniformemente en cada uno de sus pies. Practique este ejercicio hasta que pueda hacerlo de pie con los pies juntos.

- **Manténgase en pie con los pies separados mientras se balancea de un lado a otro** o gira de derecha a izquierda, con los brazos colgando, los ojos abiertos o cerrados y sin forzar sus límites de tolerancia y seguridad.

- **Póngase de pie y, a continuación, siéntese. Las primeras veces, hágalo con los ojos abiertos,** pero más adelante cierre los ojos y no use las manos, si es posible. Hágalo en un lugar seguro, por ejemplo, al lado de una mesa o la cama. Repita el ejercicio tanto como pueda. Intente aumentar su tolerancia de forma gradual y analice cómo afecta esto a sus mareos y su fatiga. Es normal que se sienta extraño y un poco mareado o desorientado cuando tiene los ojos cerrados.

- **Mientras está de pie, fije la mirada en un objetivo y haga un medio giro con la cabeza de un lado a otro** —como si estuviera moviendo la cabeza para decir «no, no, no»—. Repita durante diez segundos o hasta que se sienta mareado (entre un 1 y un 3 en una escala del 1 al 10). Repita esto entre una y tres veces al día.

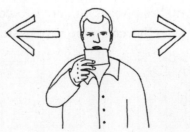

• **Mientras está de pie, fije la mirada en un objetivo y mueva la cabeza de arriba abajo** sin perder de vista el objetivo —como si estuviera moviendo la cabeza para decir «sí»—. Repita durante 10 segundos o hasta que se sienta mareado (entre un 1 y un 3 en una escala del 1 al 10). Haga esto entre una y tres veces diariamente. Cualquier mareo provocado por estos movimientos debería remitir en un par de minutos. Cambie los movimientos aumentando o disminuyendo el tiempo o las repeticiones en base a cómo se sienta. Procure mantener la misma intensidad durante una semana antes de aumentar el tiempo o las repeticiones poco a poco.

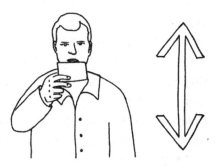

Un profesional sanitario especialista en rehabilitación vestibular y del equilibrio —normalmente un fisioterapeuta o un audiólogo especializado en la rehabilitación vestibular o el equilibrio— puede ayudarle si los síntomas no desaparecen.

> Si sigue experimentando estos síntomas o si empeoran, es importante que se pongas en contacto con su médico de cabecera y que se lleven a cabo varios estudios sobre su situación.

Resumen

- Los mareos son una complicación reconocida tras las infecciones víricas, incluido el covid-19.

- Aunque es comprensible, no deje de moverse a causa de los mareos, o la recuperación se ralentizará.

- El movimiento y la actividad pueden ayudar a reducir los mareos, pero debe tener en cuenta su ritmo y su nivel.

- Los mareos suelen desaparecer con el tiempo y los ejercicios anteriores pueden ayudar en la recuperación.

Dolor

El dolor es un síntoma común y a veces subestimado del covid persistente. Si el dolor que experimenta el paciente es nuevo, por favor, consulte primero con su médico.

Las personas que padecen covid persistente suelen experimentar dolores musculares constantes por todo el cuerpo. Para algunos, los dolores son muy parecidos a los que se sufren durante el covid o la gripe. También pueden doler las articulaciones o los huesos. Los dolores siguen patrones diferentes en cada persona, pero muchas veces los dolores pueden cambiar y afectar a diferentes grupos musculares con el paso del tiempo. Algunos pacientes dicen que los dolores se alivian con el movimiento, otros sienten que el movimiento empeora el dolor. Algunas personas notan que los dolores empeoran por la mañana, otros experimentan lo peor por la noche.

El dolor es un mecanismo por el que el cuerpo nos mantiene a salvo de posibles daños. Un dolor agudo puede ser una señal que nos manda el cuerpo para indicar que hay una infección, una lesión o una inflamación. Sin embargo, la relación entre un dolor persistente y un daño corporal es menos clara. Cuando el dolor es persistente, las vías indicadoras del dolor se vuelven sensibles y se ponen en marcha automáticamente. Si una vía indicadora del dolor no funciona como debería, le dirá al cerebro que hay un estímulo potencialmente dañino cuando en realidad no hay ningún daño o peligro real. Por desgracia, no somos capaces de distinguir entre el dolor causado por un daño en nuestro cuerpo y el dolor causado por el mal funcionamiento de las propias vías del dolor. Ambos son reales y angustiosos.

> «Dolor en todas partes. En las articulaciones, en los músculos, en los tendones, en mi cabeza. En todas partes. Y nada lo mejoraba. Era como si hubieran estirado sobre una roca hasta el menor tejido de mi cuerpo y lo hubieran martilleado una y otra vez. Los dolores de la espalda y el pecho eran insoportables y aún los siento a día de hoy».

Cada persona experimenta el dolor de una forma diferente. El dolor puede desencadenar la reacción de lucha o huida, lo que provoca una aceleración del ritmo cardíaco y un aumento de la presión sanguínea. Esta es una respuesta corporal importante y natural que nos permite protegernos de un posible daño. Sin embargo, cuando no hay una amenaza corporal real, esta respuesta en sí misma puede convertirse en un problema, debido al aumento de la ansiedad y la angustia.

El dolor es profundamente desagradable. Para tratar de aliviarlo, a menudo intentamos evitar lo que creemos que podría causar o empeorar este dolor, como, por ejemplo, movernos. Por desgracia, reducir el movimiento puede hacer que nuestros músculos se debiliten o se entumezcan y esto puede empeorar todavía más el dolor.

Gestionar el dolor puede ser todo un reto. A continuación, proporcionamos varias estrategias prácticas que han funcionado con nuestros pacientes. Algunas de estas estrategias están dirigidas a reducir directamente el dolor en sí mismo. Otras se centran en mejorar la calidad de vida mientras se sufre dolor.

Estrategias

- Si ha llegado a un punto en que el dolor está limitando su capacidad para vivir la vida como antes, lo mejor para iniciar el camino a la recuperación es que se fije pequeñas metas alcanzables. Estas podrían ser, por ejemplo, salir de la cama a una hora determinada cada día, o aumentar el paseo en veinte metros cada semana.

- Analice sus objetivos y si los está consiguiendo. Es importante que documente y vea su progreso, aunque sea muy lento. Puede que no logre todos sus objetivos, pero eso es perfectamente normal.

- Intente moverse a diario. Debe entender que quizá al principio no pueda moverse mucho a causa del dolor, así que intente no excederse. Cualquier movimiento debe ser acompasado, y debe tener cuidado de no aumentar la fatiga o desencadenar el malestar postesfuerzo. Consulte el capítulo 5 para conocer cómo reincorporar el ejercicio en su vida.

- Intente identificar qué actividades le hacen sentir bien, e incorpórelas a su rutina diaria. Por ejemplo, algunas personas descubren que practicar meditación o *mindfulness* les hace sentirse mejor en general, así que estas personas podrían programar diez minutos de meditación cada mañana o cada noche.

- A veces, establecemos ciertas conductas perjudiciales para consolarnos y sentir una sensación de seguridad, como llevar una vida sedentaria o consumir alcohol. Intente identificar y evitar estos comportamientos.

- Mejorar la calidad del sueño puede ayudar (véase el capítulo 4).

- Recibir un suave masaje, tanto si se lo aplica usted mismo como si lo hace un ser querido o alguien experto, pueden ayudar a reentrenar la vía indicadora del dolor que no funciona como debería.

- A veces se recomienda la acupuntura en el tratamiento de algunos casos de dolor persistente, y en el caso del covid persistente puede ser de ayuda.

- Hable y comparta su experiencia y sus objetivos con su familia y sus seres queridos. Esto les ayudará a darle ánimos en su camino hacia la recuperación.

Modificaciones sensoriales

Los cambios en la sensibilidad que experimentan las personas con covid persistente incluyen el hormigueo y el entumecimiento en los dedos o en zonas particulares de la piel. Otros síntomas son la sensación de quemazón en el pecho o los brazos. Estas modificaciones sensoriales suelen cambiar con el tiempo; por ejemplo, unos días afectan a las piernas y otros, a los brazos.

«Entonces tuve unos síntomas extraños. Durante seis meses, mi vista empeoró progresivamente; luego, mejoró. Sentía un dolor sordo hacia la mitad de mi brazo izquierdo, y siempre ocurría exactamente al mismo tiempo que un dolor agudo y punzante en mi nuez».

Algunas personas que padecen covid persistente hablan de un hormigueo por todo el cuerpo. También experimentan una sensación intermitente parecida a una descarga eléctrica o hipersensibilidad de su piel. Estas modificaciones sensoriales parecen estar provocadas por modificaciones similares en el sistema nervioso que provocan el dolor. Por ello, han de emplearse las mismas estrategias para gestionarlas.

Palpitaciones

El término «palpitaciones» se utiliza para describir la sensación que tienen algunos pacientes, para quienes los latidos de su corazón se vuelven más conscientes. Más de la mitad de los pacientes con covid persistente dicen sentir palpitaciones y/o un latido acelerado del corazón. No obstante, los problemas cardíacos graves parecen darse con la misma frecuencia entre la población general que entre los pacientes de covid persistente. La mayoría de las personas sanas experimentan palpitaciones al menos de vez en cuando, a menudo provocadas por factores como el estrés o la ansiedad. Las palpitaciones pueden durar desde unos pocos segundos hasta muchas horas. La mayoría de las personas son conscientes de los latidos de su corazón cuando están ansiosos o estresados, por ejemplo, antes de una entrevista de trabajo o al hacer ejercicio. Se trata de una respuesta corporal normal.

Los latidos ectópicos son latidos «prematuros» o adicionales. A veces se parecen al hipo y suelen provocar una breve pausa o ralentización del corazón después. A menudo dan la sensación de un latido «perdido». Casi todas las personas experimentan latidos ectópicos, aunque algunas personas los sienten más que otras. Suelen ser inofensivos y no necesitan tratamiento a menos que se produzcan con mucha frecuencia o causen síntomas graves.

En la mayoría de los casos, las palpitaciones no son un problema grave. Sin embargo, pueden llegar a convertirse en una molestia. Si tiene palpitaciones relacionadas con desmayos, mareos intensos o dolor en el pecho, es mejor que hable con su médico lo antes posible. Hemos observado que la mayoría de los pacientes de covid persistente desarrollan una frecuencia cardíaca desproporcionadamente alta como respuesta a la actividad física. Muchos enfermos descubren que su frecuencia cardíaca aumenta rápidamente incluso con un mínimo esfuerzo, como por ejemplo el simple hecho de cruzar una habitación o preparar una comida.

Mucho antes de que apareciera el covid, los cardiólogos ya reconocían este síntoma en otras infecciones víricas. Se conoce como taquicardia sinusal inapropiada (TSI) —«sinusal» hace referencia al 'ritmo cardíaco normal' y «taquicardia» significa 'frecuencia cardíaca rápida'—. Por lo tanto, se trata de la aceleración normal del corazón que experimentamos cuando necesitamos que nuestro ritmo cardíaco sea más rápido —por ejemplo, al hacer ejercicio—, pero, en este caso, ocurre cuando no debería, o con demasiada fuerza, por lo que se considera «inapropiado». Una red de nervios en el cuerpo, conocida como el sistema nervioso autónomo, controla muchas de las funciones corporales involuntarias, tales como la frecuencia cardíaca, la presión sanguínea, la respiración y la digestión. Parece que el covid aumenta de alguna manera la sensibilidad de estos nervios, lo que provoca algunos de los síntomas más comunes, incluida la frecuencia cardíaca acelerada.

Estos episodios de frecuencia cardíaca rápida no son dañinos para el corazón, no aumentan el riesgo de infarto y no aumentan el riesgo de derrame cerebral, por muy desagradables que resulten. Aunque es posible que estos episodios tarden un tiempo en desaparecer, con el tiempo —a veces tras varios meses o incluso más— suelen hacerlo. Así le ocurre a muchas personas que han sufrido este problema tras una enfermedad vírica.

A veces, los cambios naturales en los latidos del corazón al ponerse en pie pueden ser exagerados y esto puede provocar ciertos síntomas. Por ejemplo, la frecuencia de los latidos del corazón debería aumentar cuando nos ponemos en pie, pero, en ocasiones, cuando nos levantamos, la frecuencia cardíaca puede aumentar exageradamente y durante una cantidad considerable de tiempo —de nuevo, probablemente a causa de un problema en el sistema nervioso autónomo—. Esto se denomina síndrome de taquicardia ortostática postural (POTS, *postural orthostatic tachycardia syndrome*, por sus siglas en inglés) y cuya causa también está relacionada con mareos y desmayos.

Cuando se padece POTS, se produce un incremento anómalo de la frecuencia cardíaca al sentarse o ponerse en pie. Además de las palpitaciones, los síntomas pueden incluir mareos o sensación de desmayo, además de fatiga. Al igual que la taquicardia sinusal inapropiada, no supone en absoluto una amenaza para la vida y suele desaparecer con el tiempo en la mayoría de las ocasiones, pero puede ser muy desagradable.

Tanto para la taquicardia sinusal inapropiada como para el POTS, aquí tiene unas estrategias de autocontrol muy sencillas y prácticas que pueden ayudarle a aliviar sus síntomas.

Estrategias

- **Alterne con cuidado los tiempos que permanece erguido y acostado,** y evite largos períodos de pie.
- **Trate de mantenerse hidratado** a lo largo del día. Procure beber de dos a tres litros de líquido sin cafeína y sin alcohol al día.
- Haga **varias comidas pequeñas** en vez de tres comidas grandes. Es una forma de tolerar y aliviar los síntomas de POTS.
- **Pruebe a realizar movimientos sencillos antes y después de ponerse en pie:** mueva los brazos y piernas antes de incorporarse y apriete los glúteos de cinco a diez veces mientras está de pie.
- **Espere a que el mareo se le pase antes de caminar.**
- Intente seguir una **dieta equilibrada** con proteínas, verduras, lácteos y fruta.
- **Beba un buen trago de agua antes de caminar.**
- **Aumente el consumo de sal.** Muchas personas descubren que puede ayudar con estos síntomas. Algunos alimentos con alto contenido en sal son las pastillas de caldo, las anchoas, las patatas fritas y el queso.
- **Evite ambientes calurosos.**

Medicamentos para la frecuencia cardíaca acelerada

Estas estrategias necesitan tiempo para surtir efecto. Si, después de unos meses, los síntomas siguen siendo preocupantes, su médico podría prescribirle medicamentos como un betabloqueante, para controlar el ritmo cardíaco. Sin embargo, hay que tener en cuenta que los medicamentos no siempre son eficaces y tienen varios efectos secundarios. Algunas personas incluso sienten que estos efectos secundarios son peores que la frecuencia cardíaca acelerada en sí.

Lo importante es que recuerde que una frecuencia cardíaca muy acelerada (taquicardia sinusal inapropiada) no pone realmente en peligro el cuerpo.

Dolor en el pecho

Hay muchas razones por las que la gente desarrolla dolores y molestias en el pecho. Estos síntomas son frecuentes después de infecciones virales, como la infección por covid; efectivamente, sentir dolor en el pecho es uno de los síntomas más comunes en los pacientes de covid persistente. La mayoría de estos dolores no son un signo de nada grave, pero si el dolor que el paciente siente en el pecho es nuevo, lo mejor es hacer una visita al médico. En muchos casos, el médico podrá asegurarse de que el paciente no tiene nada grave si le da una descripción cuidadosa de los síntomas. En otros casos, es posible que tengan que realizarse más pruebas.

Ha habido cierta preocupación con la posibilidad de que se produzca miocarditis, una inflamación del corazón. Este problema puede ocurrir con cualquier enfermedad viral, pero rara vez tiene importancia clínica. Cuando el médico haya descartado una causa grave, el paciente puede centrar su atención en empezar a comprender y tratar los síntomas.

«El dolor y la opresión que sentí en el pecho durante dos meses provocaban que me sintiera como si estuviese atrapado bajo las ruedas de un coche. El dolor era agonizante y se originaba en el brazo izquierdo. Podría haberme pasado un año llamando al 112 todos los días. Lo hice una vez, y todas las pruebas dieron negativo».

Aunque el médico descarte una causa grave para el dolor en el pecho, puede que sea difícil discernir cuál es el verdadero origen. Muchos órganos se encuentran cerca o en la cavidad del pecho, como el corazón, los pulmones, las pleuras pulmonares, las costillas, el estómago y el esófago, así como músculos, nervios y vasos sanguíneos. El dolor puede surgir de cualquiera de estos órganos y sistemas. Sin embargo, para muchas personas que padecen covid persistente, el origen exacto del dolor torácico no está claro. La casi totalidad de las pruebas médicas arrojan resultados normales, y prácticamente todos los dolores de pecho que observamos son inocuos. La clave es encontrar la manera de sobrellevar el dolor. El dolor de pecho puede ser una fuente de preocupación, incluso aunque el médico haya descartado las causas más graves. Afortunadamente, existen varias estrategias que pueden ayudar a aliviar el dolor.

Estrategias

- Aunque antes se recomendaba que las personas cuyo dolor en el pecho estuviera relacionado con los músculos y las articulaciones hicieran reposo, sugerimos que el paciente intente **retomar gradualmente sus actividades habituales**, y que incorpore estiramientos suaves, ejercicio físico y ejercicios de respiración.
- Si le duele un punto específico del pecho, las **compresas calientes o frías** pueden ayudar.
- Los **analgésicos** como el paracetamol y los antiinflamatorios pueden ser útiles.

Dolores de cabeza

Algunas personas que padecen covid persistente experimentan continuos dolores de cabeza. Para algunos, el dolor de cabeza se siente de forma difusa en el cuero cabelludo, la frente y justo encima del cuello. Otros hablan de un dolor que empieza en la nuca y sube por la cabeza hasta la frente o los ojos. El dolor puede ser difuso e intenso, o agudo. Puede empeorar con el estrés, la fatiga o la deshidratación. Algunos pacientes piensan que ciertos movimientos del cuello y cambios de postura pueden empeorar el dolor.

Cuando tenemos dolor de cabeza, normalmente echamos mano del analgésico más cercano, pero esto no siempre es lo más adecuado. En muchas ocasiones, el uso continuo y regular de analgésicos puede provocar por sí mismo dolor de cabeza. Los médicos a veces llaman a esto «cefalea por abuso de medicación». Todavía no se sabe el motivo por el que los analgésicos causan dolores de cabeza. Estos dolores de cabeza suelen desaparecer cuando se deja de tomar el analgésico, pero esto puede llevar algún tiempo, a veces semanas o meses.

Estrategias

- Es importante que el paciente intente identificar los detonantes de su dolor de cabeza, si es que hay alguno. Puede conseguirlo llevando un «**diario de dolores de cabeza**». Cuando sienta dolor de cabeza, tómese su tiempo e intente anotar todo lo que puede haber desencadenado ese dolor, como emociones fuertes, falta de comida, falta de sueño, fatiga, cambios hormonales menstruales o sobreesfuerzo. A menudo el dolor de cabeza tiene más de un desencadenante.
- **Dosificar los esfuerzos,** de lo que ya hemos tratado con frecuencia en otras partes del libro, es útil aquí también. Intente marcar el ritmo de sus actividades para evitar el dolor de cabeza.
- Llevar una «**vida sana**» puede marcar la diferencia; evite dormir poco, utilice técnicas de gestión del estrés y de relajación, evite saltarse comidas, beba líquido en abundancia.
- Si cree que el dolor de cabeza está causado por un consumo excesivo de medicación, intente **dejar de tomar analgésicos**

durante al menos un mes para ver si los dolores de cabeza desaparecen.

Tinnitus

> «Veinte meses sintiendo zumbidos chillones y quejumbrosos en ambos oídos cada día, como si allí dentro tuviera un módem pitando. Lo escucho cuando me despierto y cuando que me voy a la cama. Intento ignorarlo, pero algunos días me vuelve loco».

El *tinnitus* es la percepción de un sonido en los oídos o en la cabeza que no proviene de una fuente externa. Parece un síntoma relativamente común entre las personas que padecen covid persistente. La gente describe todo tipo de sonidos, como zumbidos, timbres o silbidos. El *tinnitus* puede estar asociado o no a la pérdida de audición. En el primer caso, vale la pena hacerle una visita al médico. No existen medicamentos para tratar el *tinnitus,* pero sí se pueden intentar controlar con algunas estrategias.

Estrategias

- Utilizar **técnicas de relajación** es muy útil para mitigar el *tinnitus.* Muchas personas descubren que su *tinnitus* empeora cuando están estresadas o sienten ansiedad.
- **Evitar los ruidos y sonidos fuertes.** Muchos pacientes optan por llevar tapones para los oídos si van a estar en ambientes ruidosos.
- Los **ejercicios suaves,** como el taichí, pueden ayudar a reducir el *tinnitus.*
- Utilizar **técnicas de distracción** puede ser una forma práctica de sobrellevar esta afección. A algunas personas les ayuda concentrarse en otra cosa, como una tarea u otro sonido.

- El **ruido blanco** puede ser útil para controlar el *tinnitus* que se experimenta por la noche. Por ejemplo, dejar un ventilador encendido o reproducir ruidos de fondo relajantes, como sonidos de la selva o de la playa.

Molestias gastrointestinales

> «Dolor de estómago constante, calambres, náuseas, reflujo. Continuamente durante catorce meses. Nada me aliviaba. Cada alimento que consumía solo lo empeoraba».

Algunas personas que sufren covid persistente experimentan problemas gastrointestinales. Lo más común es que esto se manifieste en forma de hinchazón, modificación de los hábitos intestinales y malestar en la zona abdominal. Si usted ha experimentado este tipo de dolor, recomendamos que visite a un médico. Debería someterle a algunas pruebas para comprobar que no es celíaco o que no padece una enfermedad inflamatoria intestinal. Por lo general, cuando se trata de covid persistente, las pruebas no descubrirán otra afección. Si ese es el caso, las estrategias prácticas de gestión pueden ser útiles.

Estrategias
- Intente **reflexionar sobre sus síntomas** y piense si hay algún factor particular que los provoque o si parecen aliviarse cuando se actúa de cierta manera. Para muchos enfermos de covid persistente, estos síntomas se agudizan con la fatiga, por lo que, en este caso, deben centrarse en gestionar la fatiga (capítulo 2).
- **Cambie el consumo de fibra de su dieta.** Por ejemplo, si sus heces son blandas, intente reducir la fibra en su dieta. Si sus heces son duras, entonces aumente la fibra que ingiere.
- Recuerde **hidratarse.**

- El **alcohol** puede empeorar los síntomas intestinales. Si cree que este es el caso, intente reducir el consumo total de alcohol y procure no beber más de catorce unidades a la semana.
- Los **alimentos procesados y con mucha grasa**, como las patatas fritas, las frituras y los dulces, empeoran los síntomas gastrointestinales. Es posible que se sienta mejor si los evita o reduce su consumo.
- Los **edulcorantes** pueden causar diarrea, por lo que es mejor evitarlos.
- Las **técnicas de relajación y gestión del estrés** son útiles para controlar estos síntomas.
- Para reducir la **hinchazón,** intente hacer comidas pequeñas y regulares. La avena también puede ayudar a aliviar este síntoma.
- No hay pruebas claras sobre el uso de **probióticos,** pero algunas personas con covid persistente han descubierto que sus síntomas gastrointestinales mejoran cuando los usan. Si quiere probarlos, hágalo al menos un mes entero.
- Existen medicamentos para controlar los síntomas, como los antiespasmódicos, los laxantes y los fármacos antimotilidad, pero consulte a su médico antes de probarlos.

Cambios en el cabello, las uñas y la piel

Algunas personas que padecen covid persistente experimentan cambios en el cabello, las uñas y la piel. Se sabe que algunas de las enfermedades más comunes afectan al cabello, las uñas y la piel, por lo que es importante comentar cualquier síntoma nuevo con nuestro médico y evitar el autodiagnóstico. A continuación, se indican algunas de las situaciones más comunes que pueden ocurrir cuando se padece covid persistente.

Pérdida de cabello

Muchas personas que padecen covid persistente experimentan una caída o un debilitamiento del cabello. El efluvio telógeno es una afección del cuero cabelludo que puede ocurrir como resultado de una enfermedad aguda, y esto podría explicar la pérdida de cabello que se observa en los pacientes de covid persistente. Normalmente nos desprendemos de entre treinta y ciento cincuenta cabellos al día como parte de la «fase telógena» o fase de muda de nuestro ciclo capilar. Cuando se padece efluvio telógeno, una gran parte del cuero cabelludo entra en la fase telógena y, por tanto, se empieza a caer mucho más cabello de lo normal. Es posible que notemos más pelo en el desagüe de la ducha o del baño, o en el peine o cepillo. Esta afección no requiere tratamiento, ya que el pelo normalmente vuelve a crecer después de unos seis meses.

Cambios en las uñas

El crecimiento de las uñas puede verse interrumpido por una enfermedad. En algunos pacientes de covid persistente aparecen surcos profundos de un lado a otro de las uñas, denominadas «líneas de Beau». Aunque no son un síntoma específico del covid persistente, pueden causar cierta preocupación cuando surgen de la nada. Tienen varias causas distintas, pero normalmente aparecen después de una enfermedad aguda o de haber sufrido un traumatismo. Curiosamente, se puede estimar la fecha del acontecimiento desencadenante midiendo la distancia entre la línea de Beau y la lúnula; las uñas de las manos crecen a un ritmo de 0,1 mm por día y las uñas de los pies, a un ritmo de 0,05 mm por día.

Sarpullidos en la piel

Ciertas personas que padecen covid persistente experimentan un picor generalizado en la piel, pero sin erupción cutánea visible. Todavía no se ha encontrado la causa de este síntoma. El picor puede ser un efecto secundario de los medicamentos, o puede estar causado por reacciones alérgicas, dermatitis, un eccema u otras afecciones médicas. El estrés puede empeorar el picor. Conviene que consultemos a nuestro médico sobre cualquier tipo de picor o sarpullido que sintamos. En general, el picor puede verse aliviado mediante:

- baños fríos o calientes
- el contacto con una toalla húmeda fría o caliente
- cremas o medicamentos emolientes
- el uso de ropa de algodón
- los jabones sin fragancia
- técnicas de relajación

Resumen

- El covid persistente suele ser más que fatiga y falta de aliento.

- Otros síntomas comunes pueden incapacitar gravemente al enfermo, pero los daños cardíacos, neurológicos o en los órganos gastrointestinales son extremadamente raros.

- Poner en práctica ciertas estrategias alivia una amplia gama de síntomas, incluida la niebla mental, el malestar gastrointestinal, el dolor persistente, los mareos y las palpitaciones.

- Paradójicamente, el miedo a moverse y el sedentarismo pueden limitar la mejora del dolor y los mareos.

- La recuperación del covid persistente suele ser lenta y a lo largo del camino pueden aparecer nuevos síntomas y desafíos. Recuerde que la tortuga ganó la carrera a la liebre.

Capítulo 9

La vuelta al trabajo

En este capítulo trataremos de la importancia de trabajar, del proceso de retomar el trabajo —es decir, de cómo prepararnos para el trabajo, de nuestra reincorporación y de cómo hacer que la vuelta al trabajo sea definitiva—, del apoyo que podremos encontrar para volver al trabajo y de algunos recursos útiles mientras emprendemos este camino.

El impacto del covid en el mundo laboral

La pandemia ha sido una época difícil tanto para los empleados como para las empresas. Las empresas han tenido que cambiar rápidamente su forma de trabajar, buscando formas para que los empleados trabajen de forma segura y eficaz en casa o en el lugar de trabajo, gestionando un flujo constante de enfermedades entre el personal y aislando a los trabajadores enfermos; en algunos casos, han tenido que cerrar durante largos períodos de tiempo y los trabajadores han quedado en situación de desempleo temporal.

Una de las cosas más evidentes es que la situación laboral de todo el mundo es ahora distinta. Algunos cambios serán temporales; otros, más permanentes. Algunos cambios pueden ser negativos, pero otros serán positivos. Si el lector ha estado de baja por enfermedad, tanto su puesto de trabajo como la forma en que trabajaba antes de la pandemia pueden haber cambiado.

¿Qué significa el trabajo para las personas?

El trabajo —ya sea a tiempo completo o parcial, remunerado o no— es una parte fundamental de la vida para la mayoría de nosotros. Cada uno trabaja y valora el trabajo por razones diferentes. Lea la siguiente lista y considere cuáles cree que son para usted los factores más importantes:

- Seguridad financiera
- Organización y rutina
- Sentido de identidad personal
- Sentimiento de pertenencia
- Sentimiento de valor
- Sensación de logro
- Buena salud mental
- Carrera profesional
- Contacto social
- Amistades

Al hacernos esta pregunta y entender por qué valoramos el trabajo, podemos empezar a reconocer qué aspectos de la vuelta al trabajo son importantes para nosotros. Esto nos ayudará a establecer un buen plan de vuelta al trabajo.

No existe un plan universal para una vuelta al trabajo exitosa. Todo el mundo es diferente, cada trabajo es distinto y no todo el mundo se encuentra en el mismo estadio de recuperación, por lo que tendremos que reflexionar y considerar cuidadosamente lo que funciona para nosotros.

Cosas a tener en cuenta

Es posible que te tengamos muchas preguntas sobre la vuelta al trabajo, por ejemplo:

- ¿Cuándo es el mejor momento para volver al trabajo?
- ¿Es seguro volver al trabajo?
- ¿Cómo afectará la reincorporación al trabajo a mis prestaciones por enfermedad?
- ¿Tendré un puesto de trabajo al que volver?
- ¿Puedo seguir haciendo mi trabajo ahora?
- ¿Quién puede ayudarme a volver al trabajo?
- ¿Cuánto tiempo podría tardar?
- ¿Qué ocurre si vuelven los síntomas o si cojo el covid otra vez?
- ¿Y si todo ha cambiado en mi trabajo?
- ¿Debería buscar otro trabajo?

Tal vez no podamos responder a todas estas preguntas en este capítulo, pero sí podemos abordar algunas y animarle a reflexionar sobre ciertas cuestiones, así como ayudarle a encontrar las personas, los lugares o la información de los que recibir los pertinentes consejos.

¿Cuándo es el mejor momento para volver al trabajo?

Es normal querer volver al trabajo y sentir que, cuando lo hagamos, la vida ha vuelto a la normalidad, sobre todo cuando hemos estado un tiempo sin trabajar. Sin embargo, es importante que no volvamos al trabajo demasiado pronto o demasiado rápido. Una vuelta apresurada al trabajo puede hacer que los síntomas empeoren. Esto puede conllevar otra baja laboral, lo que hará que perdamos la confianza en nosotros mismos y que nos sintamos nerviosos cuando volvamos a intentarlo.

En el capítulo 2 hablamos de dosificar esfuerzos: recordemos que la tortuga ganó la carrera a la liebre.

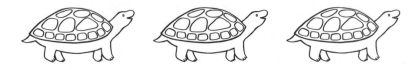

Aunque es importante no volver demasiado pronto, evitar volver al trabajo durante demasiado tiempo tampoco es una buena idea, ya que podría mermar nuestra confianza y, en consecuencia, hacer que el obstáculo parezca mayor de lo que es.

La vuelta al trabajo es una parte clave de la recuperación. Si esperamos hasta estar totalmente recuperados antes de contemplar la posibilidad de volver, es posible que tardemos mucho tiempo. Sin embargo, hay que recordar que la vuelta al trabajo probablemente implique cambios respecto a cómo era ir al trabajo antes. Podríamos tener que reincorporarnos de forma gradual, trabajar menos horas o en un entorno diferente y, tal vez, asumir funciones distintas, al menos durante un tiempo. Trataremos de esto con detalle en este capítulo.

Antes de tomar cualquier decisión sobre la vuelta al trabajo, es recomendable hablar con las personas más cercanas a nosotros, gente que nos conozca bien y en la que podamos confiar, como la familia, los compañeros de trabajo, los médicos y nuestro empleador.

¿Quiénes pueden ayudarnos a volver al trabajo y qué pueden hacer?

Dependiendo del trabajo y de cómo esté yendo la recuperación, varias personas pueden apoyarnos en nuestra vuelta al trabajo. Hable con ellos para saber cómo pueden ayudar. Esto puede incluir:

EN CASA	
Nosotros	• Debemos recordar que estamos en el centro de nuestro viaje de vuelta al trabajo • Es importante que participemos en todas las decisiones relacionadas • Necesitaremos ser proactivos y tomar la iniciativa
Nuestra familia y amigos	• Pueden proporcionarnos apoyo y asesoramiento general • Pueden ayudarnos a resolver los problemas relacionados con el tratamiento de los síntomas y la vuelta al trabajo • Pueden acompañarnos a las reuniones con nuestro empleador, si así se acuerda • Pueden proporcionarnos ayuda práctica para ir y volver del trabajo si esto nos resulta difícil • Pueden ayudarnos en la gestión de las tareas domésticas para apoyarnos en nuestra vuelta al trabajo

PROFESIONALES DE LA SALUD	
Especialistas en covid persistente	• Ofrecen asesoramiento y recomendaciones sobre la gestión de los síntomas que sufrimos y las posibles implicaciones en torno a la vuelta al trabajo • Proporcionan documentación clínica con recomendaciones sobre la vuelta al trabajo que podemos compartir con nuestro empleador • Realizan derivaciones para investigaciones y pruebas adicionales • Derivan a terapeutas especializados para obtener más apoyo, asesoramiento e intervención
Médicos de atención primaria	• Asesoramiento sanitario general y específico • Derivación para investigaciones, opinión de especialistas o terapia • Serán los encargados de darnos la baja laboral mientras no podamos desarrollar con normalidad nuestro trabajo

Otros profesionales de la salud, como: • Terapeutas ocupacionales • Fisioterapeutas • Atención psicológica • Logopedas • Dietistas y nutricionistas	• Apoyo con el tratamiento que seguimos y control de los síntomas • Explorar estrategias para controlar los síntomas • Hablar de nuestra preparación y de los aspectos prácticos relacionados con la vuelta al trabajo • Proporcionar información práctica para enfrentarnos a la vuelta al trabajo • Con nuestro consentimiento, pueden ponerse en contacto con nuestro empleador para hablar de los efectos del covid persistente y de lo que nos ayudaría en la vuelta al trabajo • Cuando sea apropiado y práctico, pueden hablar o incluso reunirse con nosotros y nuestro empleador para acordar un plan de vuelta al trabajo

EN EL TRABAJO	
Gerente o equipo de recursos humanos	• Mantenerse en contacto con nosotros mientras estemos de baja por enfermedad • Mantenernos al día sobre el trabajo • Ofrecernos asesoramiento e información sobre protocolos en el trabajo • Organizar reuniones de reincorporación al puesto de trabajo • Trabajar con nosotros para acordar un plan de reincorporación al trabajo • Apoyarnos una vez que nos reincorporemos al trabajo • Remitirnos a servicios adicionales de asesoramiento, terapia y apoyo que puedan proporcionarse a través de nuestra empresa
Salud laboral (interna o contratada)	• Evaluar la preparación para volver al trabajo y hacer recomendaciones sobre los ajustes y el apoyo que podamos necesitar
Representante sindical	• Ofrecer asesoramiento y apoyo en torno al trabajo • Acompañarnos y representarnos en reuniones formales en el trabajo
Compañeros de trabajo	• Contacto informal y apoyo

220

Pasos para volver al trabajo

La vuelta al trabajo tras una enfermedad importante puede ser un proceso complicado y, por lo general, es mejor abordarlo de una forma organizada, paso a paso, para reducir el riesgo de complicaciones. Este proceso no siempre será fácil y es posible que encontremos algunos contratiempos inesperados en el camino, y requerirá tiempo superarlos antes de continuar avanzando. Puede ser frustrante, pero ocurre a menudo. Si este es nuestro caso, puede que tengamos que afrontar nuestros problemas con la ayuda de otras personas, como nuestra pareja, la familia, los amigos o nuestro terapeuta.

Aconsejamos dividir el proceso en pasos pequeños y sencillos para que el camino resulte más fácil.

A tener en cuenta

Es posible que tengamos que modificar el plan original varias veces en función de cómo funciona en la práctica. Por ejemplo, puede que la vuelta al trabajo nos lleve más tiempo del que habíamos pensado al principio porque necesitamos consolidar nuestros progresos antes de seguir avanzando. Recomendamos ser flexible y adaptar nuestros objetivos si las circunstancias lo requieren.

Cuando diseñamos un plan de vuelta al trabajo, suele ser útil hacerse algunas preguntas para tener claro lo que debemos incluir en cada etapa —tengamos en cuenta que a veces varias etapas pueden producirse al mismo tiempo—: prepararse para el trabajo, volver al trabajo y permanecer en el trabajo, lo que incluye el cuidado de nuestra salud mientras trabajamos.

PRIMER PASO: Prepararse para el trabajo
Concentrarnos en nuestra recuperación y rehabilitación

La fatiga, el dolor y/o la falta de aliento pueden ser algunos de los síntomas del covid persistente que el paciente esté experimentando. En los capítulos anteriores hemos sugerido muchas estrategias y técnicas que se pueden poner en práctica en nuestra preparación para volver al trabajo. Como parte de esto, tal vez sea útil considerar cómo podemos:

- organizar poco a poco nuestra rutina;
- aumentar lentamente el nivel de actividad física y los niveles de resistencia;
- convertir la gestión de los síntomas en una parte automática de nuestra rutina;
- desarrollar estrategias para vencer cualquier dificultad, como por ejemplo dividir las actividades en partes que sean manejables, hacer listas de tareas y recordatorios, planificar las actividades de cada día y hacerlas a un ritmo constante (en lugar de mediante acelerones) e incorporar descansos regulares.

Mantener el contacto con nuestro empleador

Seguramente nuestro jefe o el responsable de Recursos Humanos de nuestra empresa se haya puesto en contacto con nosotros para ver cómo nos encontramos, preguntarnos por nuestro estado de salud y ver si pueden ayudarnos de algún modo.

Mientras estemos de baja, podemos tratar con nuestra empresa la mejor forma de mantenernos en contacto y con qué frecuencia. Es posible que al principio prefiramos una llamada telefónica, un correo electrónico, o una videoconferencia mediante Zoom o Microsoft Teams, por ejemplo.

Si nadie ha contactado con nosotros desde el trabajo, tomemos la iniciativa y procuremos mantener a la empresa al corriente de nuestros progresos. El contacto con nuestro empleador debería aumentar cuando vayamos a incorporarnos al trabajo.

Empresas y covid

Es posible que nuestra empresa haya realizado muchos cambios como consecuencia de la pandemia, incluyendo la revisión de los procesos relacionados con la vuelta al trabajo de sus empleados para tener en cuenta los efectos del covid. Por ello, es posible que quieran ayudarnos, pero se encuentren bajo mucha presión, no sepan cuál es la mejor forma de ayudarnos y se dirijan a nosotros y a nuestro médico para comprender nuestras necesidades.

Manejar los tiempos

El momento adecuado para volver al trabajo será diferente en cada persona, ya que hay muchas cosas que tener en cuenta. En primer lugar, deberíamos considerar:

- el punto de la recuperación en el que nos encontramos;
- las características de nuestro trabajo (en algunos es fácil hacer una vuelta de forma gradual; en otros, no tanto);
- otras exigencias (como las cuestiones financieras, que pueden presionarnos para volver al trabajo antes de que nos sintamos preparados);
- si, después de haber pasado un tiempo fuera del trabajo, nos gustaría replantearnos nuestra vida (por ejemplo, pasar más tiempo con la familia).

Si nos preocupan las exigencias de nuestro antiguo trabajo o no estamos seguros de querer volver, entonces es posible que queramos probar algo diferente. En cualquier caso, es importante que nos tomemos un tiempo para analizar el trabajo actual y nuestras necesidades financieras básicas, ya que puede que no sea sensato apresurarse a cambiar de trabajo en este momento.

Examinar las tareas del trabajo

Puede ser útil examinar las tareas que hacemos en el trabajo. Podríamos utilizar la descripción de nuestro puesto de trabajo —se puede solicitar a la empresa en caso de no encontrarla—, o hacer una lista de las tareas clave que realizamos.

Debemos pensar en qué aspectos de nuestro trabajo podríamos hacer ahora y cuáles podrían ser difíciles de realizar a causa de los síntomas. En el apéndice 1 hemos incluido una forma estructurada de analizar el trabajo con diez preguntas clave. Ahí se puede anotar cualquier estrategia que creamos que nosotros o nuestra empresa debería poner en marcha en nuestra vuelta al trabajo. La siguiente tabla permite considerar de forma ordenada posibles estrategias.

Tareas del trabajo y posibles estrategias

Tareas clave del trabajo	Impacto de los síntomas actuales en el trabajo	Posibles estrategias de apoyo en el trabajo
Llegar a las reuniones tanto internas como externas	Podemos tardar más tiempo en llegar	• Priorizar/agrupar reuniones • Delegar algunas reuniones en otras personas • Asistir a algunas reuniones de forma virtual
	Necesitamos tiempo para recuperarnos de los efectos de la disnea	• Prever un tiempo de recuperación antes de la reunión
	Acumulación de fatiga	• Estrategias para gestionar la fatiga (como caminar poco a poco o hacer pequeños descansos adicionales)
Preparar informes por escrito	Distracción y falta de concentración ocasional	• Dividir las tareas en partes más pequeñas • Realizar las tareas exigentes cuando estamos frescos • Usar auriculares con cancelación de sonido

	Olvidar información clave	• Utilizar técnicas para recordar cosas importantes • Grabar las reuniones
	Fatiga	• Modificar el horario laboral • Hacer descansos cortos adicionales

Empezar a practicar algunos aspectos del trabajo

Tal vez sea útil practicar en casa las habilidades relacionadas con el trabajo. Por ejemplo, podríamos plantearnos un proyecto donde utilicemos las habilidades que desarrollamos en el trabajo, como un trabajo manual —por ejemplo, un proyecto de bricolaje—, una tarea administrativa —por ejemplo, una tarea financiera o de planificación— o tal vez un trabajo como voluntario —por ejemplo, ejerciendo un papel de apoyo—. Esto se conoce como «acondicionamiento laboral».

Podríamos hablar con nuestro jefe para ver si podemos encargarnos de algún proyecto desde casa, o buscar formación *online* con la que practicar nuestras habilidades, desafiar nuestras capacidades, ensayar estrategias y, en definitiva, prepararnos para la vuelta al trabajo.

SEGUNDO PASO: La vuelta al trabajo
Primeras conversaciones

Antes de prepararnos para volver al trabajo, es importante que hablemos con nuestra empresa sobre las dificultades que afrontamos en este momento, sobre lo que nos ayuda y lo que no. Cuando consideremos las conversaciones que mantendremos con nuestra empresa o médico sobre la vuelta al trabajo, tal vez sea útil intentar responder a estas preguntas junto con alguien que nos conozca bien:

• ¿Qué cosas van bien, qué cosas han mejorado?

- ¿Qué cosas siguen siendo difíciles, qué problemas tenemos, qué nos falta para volver a la normalidad y estar al cien por cien?
- ¿Cómo repercutirá todo esto en nuestras tareas/papel en el trabajo?
- ¿Hay otras preguntas o preocupaciones que queramos plantear en la reunión?

Es bueno hablar con nuestro médico de atención primaria o con el médico encargado de nuestro seguimiento antes de tomar cualquier decisión sobre la vuelta al trabajo. Cuando estemos listos, nuestro médico de cabecera podrá hacer un informe de nuestro estado para entregar en el trabajo, donde indique que ahora somos aptos para el trabajo, siempre que se tengan en cuenta los consejos correspondientes, como recomendar una reincorporación al trabajo paulatina, una reorganización del horario laboral, una modificación de las tareas o adaptaciones del lugar de trabajo.

Después de hablarlo con nosotros, y con nuestro consentimiento, nuestro médico de cabecera o el médico encargado de nuestra recuperación también podrá redactar un informe en el que se describan nuestros progresos y necesidades, así como las recomendaciones para una vuelta al trabajo paulatina. Este informe se puede enviar directamente a nuestra empresa.

Antes de volver al trabajo, es posible que nuestra empresa quiera evaluar nuestra salud. Esto debe hacerlo un médico o un profesional de la salud de la empresa. Preguntará al paciente sobre sus síntomas y sobre el trabajo y le dará recomendaciones sobre cómo prepararse para volver a su puesto; además, aconsejará a la empresa sobre cómo adaptar las necesidades del empleado al trabajo.

Una reunión de reincorporación al trabajo

En ocasiones, las empresas organizan una reunión de vuelta al trabajo; en caso de considerarlo necesario, es bueno pedir una.

226

En dicha reunión suelen participar varias personas. Seguramente acudirá nuestro superior, y a veces también puede asistir un miembro de Recursos Humanos. También podemos solicitar que esté presente un representante del sindicato o un compañero de trabajo. Dependiendo de las políticas de la empresa, también podemos pedir que un familiar o el médico encargado de la recuperación nos acompañe, si creemos que esto será útil.

El plan de vuelta al trabajo debe ser individual y tener en cuenta nuestros síntomas y el impacto que tienen en nosotros y en nuestra vida.

Normalmente, la reunión cubrirá algunos de estos aspectos:

- Nuestras funciones en el trabajo y cómo nuestras actuales dificultades pueden afectar a nuestra capacidad para cumplir las exigencias diarias.
- Nuestras necesidades en el lugar de trabajo, qué cosas pueden ayudarnos y qué cosas no lo harán.
- Qué cambios se pueden hacer para facilitar la reincorporación al trabajo.
- Cómo aumentar gradualmente las horas de trabajo y qué tareas podremos realizar en un número determinado de semanas. Es posible que este plazo de tiempo sea más largo que lo estipulado en la política de personal de la empresa, y en este caso se deben discutir varias posibilidades.
- La forma en que se controlará y revisará el progreso cuando volvamos al trabajo.

Antes de la reunión conviene anotar en una libreta todo lo que creamos que un plan de reincorporación al trabajo debe abarcar.

Consejos para la reunión de reincorporación al trabajo

- En estas reuniones se suelen tratar muchas cuestiones, y es difícil recordarlo todo. Podemos pedir un resumen de todo lo que se ha hablado, sobre todo si se ha acordado un plan de reincorporación al trabajo.

- Es muy importante hablar de lo necesario que es incorporar la flexibilidad en nuestro plan de reincorporación al trabajo. Se recomienda ir poco a poco y consolidar los avances antes de dar el siguiente paso.

¿Qué clase de cambios o ajustes razonables se pueden hacer?
Tanto nosotros como nuestra empresa deberemos considerar conjuntamente qué cambios conviene hacer para la reincorporación al trabajo y cómo podrían aplicarse. Algunos de estos ajustes pueden ser temporales, pero tal vez otros deban ser a largo plazo y necesiten revisarse periódicamente. Entre ellos se podrían incluir:

- modificar las horas de entrada y salida, tanto para evitar que gastemos energía innecesariamente en los desplazamientos en hora punta, como para adaptarse a nuestros niveles actuales de energía;
- espaciar los descansos a lo largo del día y fuera del lugar de trabajo, como por ejemplo que vayamos a sentarnos al coche o a un parque;
- disponer de un espacio tranquilo y alejado del ruido y las interrupciones durante las horas de descanso, como por ejemplo durante el almuerzo;
- modificar los horarios, como por ejemplo hacer jornadas más cortas o trabajar a tiempo parcial con días libres entre jornadas;
- reducción de la carga de trabajo y, por ejemplo, hacer menos tareas y/o dedicar más tiempo para las tareas habituales;
- cambios temporales en nuestra función o en nuestras tareas;
- colaborar con otros compañeros en la realización de ciertas tareas;
- disponer de tiempo libre para acudir a citas médicas;

- acordar un horario flexible, como por ejemplo trabajar desde casa a tiempo parcial al principio con el objetivo de volver gradualmente a la oficina;
- tener a nuestra disposición equipamiento que nos resulte de ayuda, como una silla ergonómica o tecnología asistencial;
- solicitar una plaza de aparcamiento cerca del trabajo;
- idear estrategias para gestionar dificultades específicas, como instrumentos de apoyo para la memoria o auriculares para para evitar el ruido;
- formación adicional;
- apoyo adicional, como solicitar ayuda de otros compañeros o de un mentor.

Es importante que haya un registro de las reuniones de incorporación al trabajo y de los planes acordados. El nivel de detalle de los informes de las reuniones es distinto en cada empresa; además, es posible que todo esto lleve algún tiempo. Por lo tanto, es aconsejable que tomemos nuestras propias notas lo antes posible después de la reunión. Esto también nos ayudará a consultar más tarde cualquier duda que tengamos. En el apéndice 2 se proporciona un ejemplo de un registro personal detallado de un plan de reincorporación al trabajo.

TERCER PASO: Hacer que la reincorporación al trabajo sea definitiva

Una vez que nos hayamos incorporado al trabajo, es fácil caer en viejos hábitos, especialmente si todo parece ir bien. Un ejemplo de esto podría ser no utilizar las estrategias que se pusieron en marcha al principio, no hacer descansos, saltarse el almuerzo o comer sobre la marcha, asumir demasiadas tareas, quedarse hasta tarde para terminar las cosas y/o llevarse a casa el trabajo que no hemos podido completar durante la jornada laboral.

Puede que seamos conscientes de la recaída en los síntomas, pero que no los atribuyamos a los cambios en nuestra forma de trabajar. La familia, los amigos y/o los compañeros de trabajo notarán que empezamos a tener problemas antes incluso de que nosotros seamos conscientes de ello. Debemos escucharlos y ser comprensivos.

Es posible que necesitemos el apoyo de otras personas —compañeros de trabajo, un gerente o un mentor, por ejemplo— para establecer y atenernos a los límites convenidos de carga y horas de trabajo. Por lo general, es más fácil decir no a aumentar la carga de trabajo si esto se desvía de lo acordado en nuestro plan de trabajo.

Consejo

Una vez que nos hayamos incorporado al trabajo, puede que nos resulte útil escribir nuestro propio plan de apoyo personal para asegurarnos de que cuidaremos de nosotros mismos y mantenemos nuestros progresos. Si creemos que esto podría ser útil, a continuación hay un ejemplo que podemos adaptar a nuestra situación particular.

Plan de apoyo personal

Tareas cotidianas que me ayudan	• Marcarme el ritmo • Dividir las tareas en partes más pequeñas • Priorizar tareas • Uso de estrategias que funcionan, como listas de tareas • Cuidar de mí mismo, hacer pausas para comer, mantenerme hidratado
¿Qué cosas me molestan o me impiden rendir bien en el trabajo? ¿De qué debo ser consciente?	• Dejo que las cosas me absorban y no hago pausas • No me gusta decir que no • No pido ayuda • Planeo hacer demasiadas cosas en mi tiempo • Me olvido de comer o beber

Parece que no me desenvuelvo bien en el trabajo. ¿Qué ha cambiado?	• ¿He dejado de utilizar mis estrategias? • ¿Trabajo más horas para hacer mis tareas? • Tengo fatiga. ¿Hago descansos periódicamente? • ¿Ha habido un cambio en lo que se espera de mí o se han introducido procesos nuevos? • ¿He tenido un cambio de jefe o de compañeros cercanos de trabajo? • ¿Ha cambiado mi lugar de trabajo? • ¿Me siento triste, preocupado o ansioso? • ¿Han cambiado las cosas fuera del trabajo?
¿Qué puedo hacer?	• Tomar la iniciativa • Pensar en qué ha ayudado en el pasado y ponerlo en práctica • Hablar con mi responsable para compartir las dificultades que tengo, y hay que hacerlo antes de que se convierta en un problema más grande • Hablar con el médico de cabecera de las preocupaciones de salud o para reconsiderar la medicación • Estoy usando mis estrategias, pero sigo teniendo dificultades en el trabajo. ¿Con quién puedo hablar?

Resumen

• La reincorporación al trabajo es un objetivo fundamental para la mayoría de las personas después de una lesión o enfermedad, incluido el covid, pero puede ser un proceso difícil.

• Es importante no volver demasiado pronto o sin estar preparados al trabajo. Se recomienda planificar paso a paso la vuelta, aprovechando toda la información y el apoyo disponibles y adaptándolo a nuestras necesidades particulares.

• Esto puede implicar hablar con frecuencia sobre la vuelta al trabajo, tanto con el médico de cabecera como con cualquier otro profesional sanitario, así como con la empresa.

• Puede haber retrasos y contratiempos a lo largo del camino, pero la mayoría se superarán con tiempo y apoyo, lo que nos permitirá reincorporarnos con éxito al trabajo anterior o a uno modificado acorde a nuestra situación, siempre y cuando estemos listos para ello.

Aquí tienes dos relatos sobre el reto de la reincorporación al trabajo con covid persistente.

«Cogí el covid en marzo de 2020, aunque no lo sabía en ese momento. Me puse cada vez peor y, al cabo de un mes, me ingresaron en el hospital y me trataron por múltiples microembolias pulmonares, que me dificultaban la respiración. Los síntomas más graves mejoraron rápidamente con la medicación, pero seguía teniendo problemas con la frecuencia cardíaca, tenía fiebre con frecuencia, dolor en el pecho y falta de aliento, lo que hizo que me ingresaran otras dos veces en el hospital. Con el tiempo, las cosas mejoraron, y cuando empezó el nuevo curso académico, volví a trabajar.

Trabajo en una universidad, enseñando y escribiendo. Antes de la enfermedad, me gustaba correr, hacer yoga y jugar con mis dos hijos pequeños en el parque. Tenía un trabajo a jornada completa que me encantaba. A medida que pasaban las semanas y los meses, era muy frustrante sentir que no me recuperaba y que, de hecho, estaba empeorando. No podía hacer las cosas que mis hijos querían que hiciera con ellos ni podía concentrarme adecuadamente en lo que escribía. Experimentaba una sensación de cansancio, de agotamiento, que no se parecía a nada que hubiera sentido antes. A veces temblaba tanto que no era capaz de caminar hasta mi despacho, o incluso recoger a los niños del colegio. Pensar y preparar las conferencias e impartir las clases me suponía un esfuerzo tan grande que inmediatamente después tenía que irme a la cama. Había períodos en los que me sentía bien e intentaba salir a correr o montar en bici. Antes del covid, hacer este tipo de cosas me daba más energía y concentración. Sin embargo, aunque en ese momento me hacían sentir bien, después me sentía agotada y mareada. Había días, e incluso semanas durante el segundo confinamiento, en los que la combinación de trabajar y tener a mis hijos en casa me dejaba tan débil que no podía salir de casa. Es muy difícil describir el cansancio crónico y el covid persistente. Lo único que puedo decir es que me sentía como si me estuvieran enterrando en vida.

Tuve, sin embargo, mucha suerte de hablar con un médico que me envió a una clínica postcovid. Realicé varias sesiones individuales con un terapeuta ocupacional especializado en fatiga crónica. Primero, me aconsejó que redujera todas mis actividades para establecer —y luego mantener— una línea de base en la que los síntomas fueran manejables. Mi médico me dio la baja laboral y, por primera vez en más de un año, dejé de intentar abrirme camino a través del cansancio. En segundo lugar, el terapeuta ocupacional me habló de la dosificación de esfuerzos y todo lo que figura en el capítulo 2 de este libro. Dividí mi día en períodos de actividades, como leer, jugar con los niños, etcétera, y luego descansaba entre uno y otro. Empecé a meditar —¡hay una aplicación para ello!—, hice ejercicios de respiración y estiramientos. Elaboré una rutina diaria y, si los niños me lo permitían, me ceñía a ella. Al cabo de un mes, empecé a sentirme mejor. Tras seis semanas, podía caminar más tiempo, hacer más cosas con los niños y escribir durante breves períodos de tiempo.

Ya había hablado de reducir mi carga de trabajo con mi departamento, pero el terapeuta ocupacional me aconsejó volver al trabajo haciendo algunos cambios y redactó un informe médico con sus recomendaciones. Ahora incremento muy poco a poco mi trabajo y mi actividad física, semana a semana.

Me resultó muy difícil —todavía me lo parece— gestionar mi actividad diaria y dosificarme. Hago todo lo que aparece en la segunda línea del plan de apoyo personal del ejemplo —me centro demasiado en mi trabajo, me olvido de hacer descansos o beber agua, odio pedir ayuda, odio admitir mi debilidad y me resulta difícil decir no. Siempre pienso que puedo hacer más

233

en un día de lo que en realidad soy capaz—. También creo que tener hijos pequeños conlleva algunos problemas: los niños, en general, no pueden adecuarse al ritmo que a uno le gustaría llevar. En cualquier caso, las estrategias del libro han funcionado en general, y siguen funcionando. Sé que soy una persona muy afortunada. Tengo una pareja encantadora y muchos amigos con los que hablar. Puedo hacer mi trabajo de forma flexible y mi jefe me apoya mucho. Todas estas cosas me permiten —en su mayoría— seguir los consejos de este libro. En consecuencia, me estoy fortaleciendo. Mi salud mejora y recupero mi identidad. Puedo empezar a pensar en el covid persistente como algo de lo que me estoy recuperando, algo de lo que pronto me recuperaré. Espero que tú empieces a sentir lo mismo».

En este segundo relato personal de reincorporación al trabajo, no fue hasta que el paciente visitó a un terapeuta ocupacional en una clínica de covid persistente, después de más de seis meses, cuando empezó a comprender y procesar lo que le había ocurrido:

«En la primera línea del covid había todo un protocolo médico y de triaje para atender los casos más urgentes, pero no se sabía muy bien lo que pasaba con los pacientes que tardábamos en recuperarnos. No teníamos una idea clara de cómo, cuándo o si llegaríamos a recuperarnos del todo. Por supuesto, las personas con enfermedades crónicas viven con esto todo el tiempo, pero hacerse estas preguntas a causa del covid era abrumador.

Cuando acudía a consultas con mi médico de cabecera y los médicos de urgencias, recibí consejos sobre cómo aliviar los síntomas, pero no me ayudaron tanto con respecto a las cosas que había perdido por el camino: tu identidad en el trabajo, la seguridad financiera que te aporta, la gente con la que estás acostumbrado a trabajar, las cosas que haces en tu trabajo y el desconcierto que sientes ante la total falta de energía. Como autónomo con varios años de experiencia, estaba acostumbrado a vivir de mi ingenio en momentos de incertidumbre, pero no estaba preparado para el efecto que esta enfermedad tendría en mi salud mental.

Las cosas empezaron a cambiar cuando, en la Clínica de Covid Persistente, conocí a un fantástico terapeuta ocupacional y recibí sus consejos de Priorizar - Planificar - Pausar el ritmo para gestionar mi energía. Descubrir que no estaba solo y que había montones de personas que se enfrentaban a lo mismo fue realmente importante. Por otro lado, me ayudó aprender sobre los niveles de energía y tomar consciencia del esfuerzo que requería pensar, moverse o mantener una conversación; nunca había pensado en ello.

Establecer una línea de base para saber qué cosas podía realizar lo cambió todo. Dar un paseo por el campo todos los días, intentar centrarme solo en una gran tarea entre que me despertaba y me iba a la cama, hacer compras por internet, no pasar todo el día durmiendo, observar a los pájaros en su comedero… fueron algunos de los cambios que implementé.

Los primeros meses fueron sombríos, pero, poco a poco, las cosas mejoraron, y al cabo de unos meses, algo más de un año después de haber estado enfermo, empecé a hacerme la pregunta: "¿puedo ponerme a trabajar ahora?". Fui consciente de que mi respuesta era "¡No!", pero que, debido a lo que me habían enseñado, estaba acostumbrado a sobrecompensar mis bajos niveles de energía. Pero ahora tenía que utilizar bien mi batería y no dejar que se descargase por completo; debía cuidar de mi energía como nunca había hecho. Establecer esa línea de base y mantenerla era la única forma real de hacer y medir el progreso. En ocasiones —a menudo—, iba demasiado lejos y recaía. Había experimentado esto con frecuencia antes de conocer la clínica, pero ahora lo entendía y tenía algo con lo que trabajar. Había empezado a saber qué podía hacer.

Todos los días anotaba en una tabla mi nivel de energía y la analizaba; así comprendí con claridad cómo la gastaba y cómo tenía que racionarla para realizar las cosas que realmente quería hacer. Ya no pensaba que pudiera forzar las cosas o llevar mi energía al límite por simple fuerza de voluntad, aunque, en el fondo, todo el tiempo esperaba que, de alguna manera, sucediera y eso me salvase. No digo que siempre gestionara adecuadamente mi energía, pero insistí, y eso me permitió recobrar la salud.

Una gran ventaja fue trabajar desde casa durante la pandemia. Podía trabajar con la misma facilidad desde casa y, de hecho, me daba tiempo de hacer muchas más cosas, ya que desplazarse al trabajo habría sido desperdiciar un montón de energía cuando aún no tenía demasiada.

La segunda ventaja fue poder trabajar a tiempo parcial en un proyecto, aunque, por supuesto, cobrando menos. No había trabajado en un sentido estricto en más de un año, pero necesitaba ganar algo de dinero.

Ambos fueron factores decisivos para poder encargarme de mi proyecto de trabajo actual. Aparte de esto, me habían otorgado el espacio y los permisos necesarios para hacer una pequeña siesta por la tarde, así como ir a las citas médicas y trabajar a veces por la noche si no me había sentido muy bien durante el día. Y nadie tenía que saber si me quedaba dormido frente a la televisión, ¡excepto mi tabla de energía!

¿Fue fácil volver al trabajo? ¡No! ¿Hubo días en los que simplemente deseé volver a la cama? ¡Sí! ¿Hubo momentos en los que mi pensamiento era más borroso que lúcido? ¡Por supuesto! A veces me encontraba marginado en el trabajo; era el empleado "a tiempo parcial", yo que antes estaba en todas las reuniones importantes. Era parte del precio que elegí pagar por incorporarme al trabajo.

Una vez entregado el proyecto, estaba más que agotado. ¿Mi batería se había descargado? Sí. ¿Necesitaba descansar antes de pensar en otro proyecto? Sí. ¿Tenía que seguir analizando mi energía y elegir cómo gastarla? ¡Sí! Pero ahí estaba: el primer encargo después del covid. Lo primero que ganaba desde entonces. La prueba de que aún podía hacerlo».

Apéndice 1

Analizar el trabajo antes de la reincorporación

Las siguientes preguntas pueden ayudar al lector a considerar con detenimiento sus preocupaciones laborales. Las preguntas están diseñadas para que pueda empezar a pensar en el trabajo según sus necesidades y en conversación con los profesionales de la salud y su empresa.

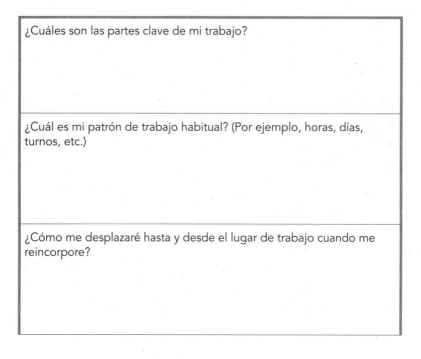

¿Cuáles son las partes clave de mi trabajo?

¿Cuál es mi patrón de trabajo habitual? (Por ejemplo, horas, días, turnos, etc.)

¿Cómo me desplazaré hasta y desde el lugar de trabajo cuando me reincorpore?

¿Cuáles son las exigencias de mi trabajo?

a) Exigencias físicas (por ejemplo, estar de pie, caminar, subir escaleras, levantar objetos, utilizar herramientas o maquinaria, teclear, escribir, trabajar al aire libre, conducir...)

b) Exigencias mentales (por ejemplo, concentración, sobrecarga de información, organización, gestión, memorización...)

c) Exigencias de comunicación (por ejemplo, usar el teléfono, conversaciones cara a cara o mediante videollamada, informes por escrito, realizar presentaciones...)

¿Qué síntomas creo que podrían causarme problemas en el trabajo?

¿Hay determinadas partes de mi trabajo que creo que serán especialmente difíciles después del covid o que me preocupan?

¿Hay partes de mi trabajo que confío en que podré gestionar bien?

¿Tengo compromisos fuera del trabajo —como cuidar de niños pequeños, tareas asistenciales o estudios— que podrían afectar al trabajo o que podrían verse afectadas cuando vuelva a mi empleo después del covid?

¿Qué tipo de supervisión y apoyo recibí en mi empleo antes de contraer el covid?

¿Hay alguna otra cosa relevante en mi vuelta al trabajo después del covid?

Apéndice 2

Plan de reincorporación al trabajo

Nombre: _____

Fecha de la reunión para hablar de la reincorporación al trabajo:
Están presentes en la reunión:
Función laboral:
Impacto probable de los síntomas en el trabajo:
Fecha propuesta para la reincorporación al trabajo:

Propuesta inicial de trabajo (horas y días):
Lugar del trabajo:
Propuesta inicial de carga de trabajo y objetivos:
Propuesta de ajustes para facilitar la vuelta al trabajo:
Otros comentarios:
Plan acordado con:
Fecha de revisión del progreso:
Responsable de la revisión:
Punto de contacto para recibir apoyo durante la vuelta gradual al trabajo:

Apéndice 3

Pruebas y análisis médicos

No todas las personas que han acudido a nuestra Clínica de Covid Persistente necesitan someterse a pruebas analíticas adicionales. Sin embargo, a veces pueden ser útiles para confirmar el diagnóstico y comprobar que no hay otras causas para los síntomas. Hacerse un análisis, en el caso de que el diagnóstico sea normal, resulta tranquilizador, pero cuando no se identifica la causa de los síntomas puede provocar ansiedad. Por lo tanto, someterse a un examen exhaustivo basado en lo que, esencialmente, son «pruebas de exclusión» —es decir, que la exclusión clínica de cierta anomalía se realiza a partir de criterios de probabilidad—, es una medida que debe emprenderse con cautela. No obstante, suele ser útil someterse a sencillas pruebas de cribado —por ejemplo, un análisis de sangre para investigar otras posibles causas de nuestra fatiga—, así como a otras pruebas pertinentes en nuestro caso.

Advertencia

Es importante que tengamos en cuenta que, aunque las pruebas arrojen resultados normales, esto no significa que nuestros síntomas carezcan de causa biológica. Un resultado normal puede deberse a que el objetivo de la investigación era detectar un problema distinto, o quizá no es lo bastante sensible al covid persistente. Del mismo modo, si una prueba —como una radiografía, una tomografía computarizada (TC) o una resonancia magnética (RM)— arroja resultados anómalos, esto no explica necesariamente nuestros síntomas y quizá solo sea una coincidencia. En definitiva, aunque las pruebas pueden ser útiles, deben interpretarse con cuidado y cautela.

La mayoría de las personas no entienden por qué tienen que someterse a un examen médico o lo que significan los resultados. A continuación, hablaremos de las pruebas más comunes, por qué se realizan y qué se busca con ellas. Hay que tener en cuenta que no se trata de un listado exhaustivo, ya que, dada la compleja naturaleza del covid persistente, es imposible mencionarlas todas.

Pruebas médicas que pueden considerarse cuando se padece covid persistente

Conteo sanguíneo completo (CSC)

Un CSC mide las células sanguíneas que circulan por el cuerpo. Esta prueba examina tres tipos de células: los glóbulos rojos —que se miden a partir de la concentración de hemoglobina en un proceso que puede resultar algo confuso—, los glóbulos blancos y las plaquetas.

La hemoglobina (o Hb) es una proteína de los glóbulos rojos encargada de absorber el oxígeno, pero en el laboratorio se usa como medida del número de glóbulos rojos del organismo. Anemia es el término utilizado cuando el número de glóbulos rojos es reducido. Como estos glóbulos transportan el oxígeno a las células de todo el cuerpo, tener una cantidad reducida puede provocar fatiga, e incluso es posible que sea la única causa de este síntoma. Cuando esta reducción es muy grave —o si se ha producido un rápido descenso del nivel de hemoglobina—, la anemia también puede causar disnea. En caso de padecer anemia, se deberán realizar más pruebas para conocer su causa; las pruebas en cuestión dependerán del historial clínico del paciente.

El conteo de glóbulos blancos proporciona información sobre las células inmunitarias que circulan en la sangre y mide los distintos tipos de células presentes. Habitualmente, las células que se analizan son los neutrófilos, los linfocitos y los eosinófilos. Por explicarlo de forma simple, el objetivo de los neutrófilos es acabar con las infecciones bacterianas, y por ello suelen encontrarse en ese contexto —aunque también pueden aumentar como respuesta al estrés y a los traumatismos—. Los linfocitos proporcionan una respuesta inmunitaria más específica y su memoria inmunológica «recuerda» infecciones y vacunas —si bien los niveles de linfocitos en sangre no son un indicador de esto—. Por su parte, los eosinófilos suelen encontrarse en gran cantidad cuando se padecen algunas afecciones, como asma y eccema, aunque unos valores normales no significan que no haya asma.

Función hepática y renal
Las anomalías significativas en el funcionamiento del hígado o de los riñones pueden contribuir a la fatiga y el malestar general. Por ello, los análisis de sangre que analizan el funcionamiento de los riñones y del hígado son pruebas muy útiles. No obstante, si los resultados solo son ligeramente anómalos, es improbable que ello sea indicador de la causa de los síntomas, por lo que simplemente habrá que hacer un seguimiento y repetir las pruebas en un intervalo de tiempo adecuado. Las pruebas con anomalías bastante significativas o graves deberán requerir la intervención de un médico especialista y análisis adicionales.

Pruebas de la función tiroidea

El hipotiroidismo o tiroides hipoactiva se da cuando la glándula tiroides no produce suficiente tiroxina. La tiroxina es una hormona cuya deficiencia puede provocar una serie de síntomas generales, como cansancio, dolores musculares, aumento de peso, depresión y problemas cognitivos. Por lo tanto, es importante excluir estos síntomas en aquellos pacientes que sospechan padecer covid persistente, ya que es una afección que puede tratarse con facilidad. Las pruebas de la función tiroidea se basan en la medición de las hormonas que estimulan o que produce la glándula tiroides (hormona estimulante de la tiroides o TSH,* y tiroxina o T4 libre).

Vitamina D

La vitamina D regula la absorción de calcio y fosfato en el organismo y es importante para los huesos, los músculos y los dientes. También desempeña un papel esencial en el correcto funcionamiento del sistema inmunitario. Los estudios sugieren que la suplementación de vitamina D puede mejorar la fatiga en personas que padecen encefalomielitis miálgica/síndrome de fatiga crónica (EM/SFC) y presentan niveles bajos de esta vitamina.

Glucosa en sangre u orina

La diabetes es una enfermedad en la que los niveles de azúcar (o glucosa) en sangre aumentan debido a una deficiencia o anomalía en la producción de la hormona insulina. La insulina permite que las células del cuerpo absorban la glucosa de la sangre para después utilizarla como energía. Cuando se padece diabetes y no se controla adecuadamente, es posible sentirse fatigado y con malestar general. Además, también se puede experimentar una sed excesiva y requerir orinar con más frecuencia. El cribado de la diabetes consiste en medir la glucosa en la sangre u orina y suele realizarlo el médico de cabecera.

* TSH son las siglas inglesas de *Thyroid stimulating hormone*.

Marcadores inflamatorios

Aquí se incluye la prueba de proteína C reactiva (CRP),[*] que es una proteína producida por el hígado y apunta a una inflamación dentro del cuerpo. La infección de covid es una causa de inflamación y los pacientes ingresados por covid suelen presentar niveles altos de CRP cuando se someten a esta prueba de sangre. Entre las causas no infecciosas que explican una CRP elevada se encuentran las enfermedades inflamatorias crónicas, como la artritis y la enfermedad inflamatoria intestinal (EII). La CRP puede utilizarse para realizar un seguimiento de la enfermedad y de la forma en que el cuerpo responde al tratamiento, ya que sus valores suelen disminuir a medida que mejora la inflamación. Del mismo modo, a medida que los pacientes se recuperan del covid, los valores de CRP suelen reducirse. Debido a la naturaleza multisistémica del covid persistente y al hecho de que los síntomas se solapan con los de enfermedades inflamatorias conocidas, la CRP puede ser una prueba de cribado útil. Sin embargo, en nuestra experiencia, suele encontrarse en valores normales.

Otros análisis de sangre más específicos solo deberían realizarse en casos concretos.

Falta de aire

Las pruebas que se suelen considerar en caso de que el paciente sufra disnea incluyen:

- una radiografía de tórax;
- una exploración del tórax (un TAC);
- una prueba de función pulmonar o espirometría.

---

[*] CRP son las siglas inglesas de *C-reactive protein*. En castellano también se conoce como PCR, pero es importante señalar que no tiene nada que ver con la prueba de detección del covid PCR (siglas inglesas de *polymerase chain reaction*, 'reacción en cadena de la polimerasa'). *(N. de la T.)*

Radiografía de tórax

Normalmente, la radiografía de tórax suele realizarse como prueba de cribado en personas que padecen problemas respiratorios con el objetivo de buscar anomalías evidentes. Los pacientes que han sufrido neumonía durante el covid pueden presentar cambios persistentes a causa de la infección, y esto es visible en su radiografía de tórax. Estas anomalías pulmonares no resultan infrecuentes, sobre todo en los pacientes que han padecido una neumonía grave; son la «huella» de la infección aguda. Las anomalías suelen desaparecer con el tiempo, pero si después de doce semanas continúa percibiéndose una sombra, podría ser pertinente someterse a un TAC para buscar tejido cicatricial en el pulmón (fibrosis). Si este es su caso, su médico podría recomendarle una clínica especializada en afecciones pulmonares —o una clínica especializada en covid persistente—. En nuestra experiencia, las radiografías de tórax de los pacientes de covid persistente que no tuvieron que ser ingresados suelen arrojar resultados normales.

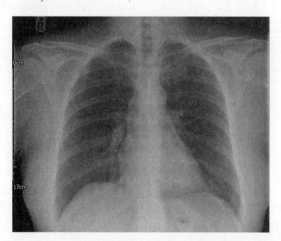

Se trata de una radiografía de tórax completamente normal y es lo que nos encontramos con más frecuencia en personas con covid persistente que no han sido hospitalizadas. Las radiografías de tórax suelen realizarse como prueba de cribado para buscar causas de disnea. La radiografía también proporciona información básica sobre el corazón (como su tamaño).

Tomografía computarizada (TAC)

Un TAC proporciona imágenes transversales detalladas del cuerpo (véase la imagen que hay a continuación) y permite al médico observar más de cerca los pulmones y otros órganos. También puede ayudar a identificar si el aspecto de los pulmones —y otros órganos del tórax— es normal o anómalo y se puede comprobar si existen coágulos de sangre en los vasos sanguíneos de los pulmones (émbolos pulmonares) y tejido cicatricial (fibrosis) u otras anomalías de los pulmones que pueden producirse tras una neumonía debida al covid y que podrían contribuir a la disnea. Un radiólogo (un médico especializado en técnicas de imagen) revisará las imágenes.

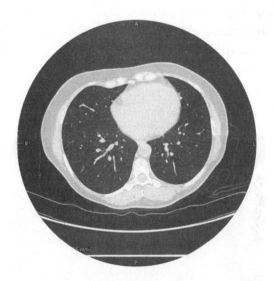

Aspecto normal de los pulmones en un TAC. El TAC torácico se realiza a veces cuando queremos una visión más detallada de los pulmones y los vasos sanguíneos que los irrigan. Este escáner es un corte transversal a través del tórax.

Pruebas de función pulmonar

Para comprobar si los pulmones funcionan bien, así como para ver el impacto que ha tenido o está teniendo una enfermedad en ellos, suele recomendarse realizar una espirometría o

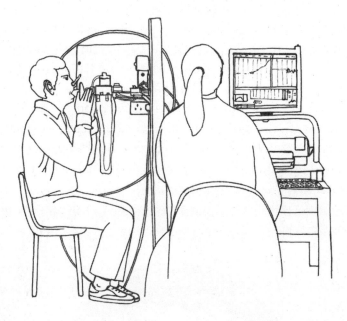

Diagrama de una persona que se somete a una espirometría. Este procedimiento consiste en inspirar lo más profundamente posible y luego espirar a través de un tubo para que podamos registrar el volumen de aire que espira, así como la velocidad a la que se vacían sus pulmones. Es posible que se le pida que lo haga varias veces para que podamos estar seguros de que estamos obteniendo mediciones precisas.

pruebas de función pulmonar. La espirometría es una prueba que permite medir el volumen de aire de los pulmones y la rapidez con la que estos pueden vaciarse de aire. Las pruebas de función pulmonar miden esto, pero también otras cosas, sobre todo la transferencia de gases, que se explica con detalle a continuación.

- Espirometría: mide el volumen y el flujo de aire.
- Pruebas de función pulmonar: miden el volumen y el flujo de aire (espirometría) y la transferencia de gases.

Las pruebas de función pulmonar pueden determinar si existe un problema en el paso del oxígeno a través de las vías respiratorias, los espacios aéreos pulmonares y la pleura del pulmón hacia los vasos sanguíneos circundantes. Las pruebas respiratorias pueden proporcionar información sobre la naturaleza y la localización de la anomalía —si se detectara—. Esto es especialmente importante si el médico sospecha que puede haber tejido cicatricial en los pulmones (fibrosis), lo que puede dificultar la captación de oxígeno.

En nuestra experiencia, a pesar de que se sienta una persistente falta de aire, las pruebas de función pulmonar suelen estar dentro del rango normal en el caso de las personas que no fueron hospitalizadas con covid. El rango normal se refiere a los valores dentro de los límites aceptables para individuos del mismo sexo, edad, altura y raza.

En ocasiones, estas pruebas respiratorias también pueden detectar asma u otras afecciones de las vías respiratorias o los pulmones —ya sea como la causa principal de los síntomas o como algo que contribuye a ellos—, lo que permitirá que el médico pueda iniciar el tratamiento adecuado, siempre teniendo en cuenta la importancia de gestionar el covid persistente. Las anomalías que se reflejen en los resultados de la función pulmonar también pueden poner de manifiesto la necesidad de realizar más investigaciones, algo que queda fuera del alcance de este libro.

Puede que echemos un vistazo a los apuntes de los médicos en nuestro historial clínico y veamos que rara vez es posible entender el motivo de las pruebas y lo que significan los resultados. A continuación, se desglosan los componentes de la prueba para explicar qué significa cada parte y qué se busca en cada una. No debe preocuparse si resulta difícil de entender, simplemente se trata de información que podría ser interesante tener presente.

FVC

CVF (también FVC, de *Forced Vital Capacity*) son las siglas de «capacidad vital forzada» y es una medida del volumen total de aire que uno puede exhalar después de inspirar lo más profundamente posible. Esto nos da una idea del tamaño —o más bien del volumen— de los pulmones. Algunas afecciones, como las que afectan a los propios pulmones —un grupo de enfermedades conocidas como enfermedades pulmonares intersticiales—, pueden reducir la capacidad de los pulmones para expandirse con normalidad y, por tanto, la cantidad de aire que se exhala es inferior a la esperada para alguien de la misma edad y sexo con unos pulmones sanos.

Ocasionalmente, la neumonía producida por covid puede dar lugar a anomalías pulmonares persistentes y esta prueba puede proporcionar información sobre la forma en que los pulmones se han visto afectados.

En la mayoría de las personas, la CVF va mejorando en consonancia con la recuperación clínica, pero una pequeña proporción de personas que presentan fibrosis pulmonar persistente, el valor puede seguir siendo reducido. En estos casos, las personas deberían ser evaluadas y controladas en una clínica respiratoria.

VEMS

VEMS (también FEV1, de *Forced Expiratory Volume in 1 Second*) son las siglas de «volumen espiratorio máximo en un segundo» y se refiere a la cantidad de aire que se expulsa de los pulmones en el primer segundo después de haber inspirado profundamente y espirado con fuerza. Da una idea de la rapidez con la que los pulmones pueden vaciarse de aire y de la velocidad con la que el aire se desplaza desde los alvéolos a través de las vías respiratorias hacia el exterior. Esta velocidad depende del calibre o el tamaño de las vías respiratorias. Si las vías respiratorias se encuentran estrechadas, como en el caso

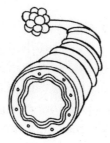
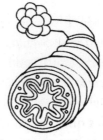

Vías respiratorias normales   Vías respiratorias estrechas

Las patologías que afectan a las vías respiratorias, como el asma o la inflamación inducida por los virus, pueden provocar un estrechamiento de las vías respiratorias, lo que podría dificultar la respiración. Cuando evaluamos esto mediante una espirometría, nos fijamos en el VEMS, que nos da una idea de la velocidad de vaciado del aire a través de las vías respiratorias, y cómo se compara con el volumen pulmonar total (FVC). Una relación VEMS/CVF inferior a 0,7 sugiere un estrechamiento de las vías respiratorias (lo que se denomina «obstrucción»).

del asma o la EPOC (enfermedad pulmonar obstructiva crónica), sale menos aire en el primer segundo y el valor del VEMS es inferior al que cabría esperar para una persona de la misma edad y sexo con unas vías respiratorias normales.

Relación VEMS/CVF

La relación VEMS/CVF se cita a veces en los informes médicos o en la correspondencia clínica que podrían enviar al paciente. Mientras que el VEMS nos da una idea sobre la velocidad de vaciado del aire de los pulmones —el flujo de aire— y la CVF proporciona una medida del volumen pulmonar, la relación entre ambos puede ayudarnos a descubrir si hay un problema con las vías respiratorias, es decir, si están estrechadas u obstruidas, lo que provocaría que el aire saliera de forma más lenta de los pulmones. Si la relación es inferior a la normal, se habla de «obstrucción de las vías respiratorias». Esto es importante para evaluar a los pacientes que puedan tener EPOC o asma

—ambas condiciones afectan a las vías respiratorias—. La inflamación y la hiperreactividad de las vías respiratorias («vías respiratorias hipersensibles») también pueden ser un efecto secundario de las infecciones víricas respiratorias, incluido el covid, y pueden tener unos síntomas similares a los del asma.

Si la relación es alta, el aire sale con rapidez de los pulmones. Esto puede ser normal, pero también puede indicar otro tipo de problema, denominado «patrón restrictivo». Esto es común en enfermedades que afectan al tejido pulmonar (incluida la fibrosis pulmonar), así como en afecciones en las que expandir completamente la pared torácica resulta problemático, por ejemplo, cuando los músculos que rodean el pecho son débiles.

Normalmente, las personas que no ingresaron en el hospital debido al covid presentan valores normales de VEMS, CVF y la relación VEMS/CVF.

La transferencia de gas (denominada TLCO/DLCO)

- TLCO son las siglas inglesas de factor de transferencia del pulmón para el monóxido de carbono.
- DLCO son las siglas inglesas de capacidad de difusión del pulmón para el monóxido de carbono.
(Ambos términos son sinónimos).

La transferencia de gases (TLCO/DLCO) proporciona una medida de la capacidad del gas para atravesar el revestimiento del pulmón (más concretamente, los alvéolos) hacia los vasos sanguíneos circundantes. La prueba consiste en inhalar una pequeña cantidad de monóxido de carbono y luego contener la respiración. El gas se desplaza por las vías respiratorias hasta el tejido pulmonar y es absorbido por la sangre. Al espirar, se mide el monóxido de carbono que queda en el pulmón. Medimos el monóxido de carbono (CO) para esta prueba porque es más fácil de medir que el oxígeno, y cuando la transferencia de CO se reduce, es probable que la transferencia de oxígeno también se haya reducido.

Las afecciones que afectan al revestimiento del pulmón —como la fibrosis pulmonar, en la que hay un engrosamiento de los alvéolos— o a los vasos sanguíneos en el interior del pulmón —como los émbolos pulmonares— reducen la capacidad de absorción del gas y, por tanto, se exhala más monóxido de carbono. A continuación, se convierte en un valor numérico porcentual y se compara con un valor normal previsto para un determinado sexo y edad. Se considera normal un rango de entre el 80 y el 120 %. Esta prueba puede mostrar cierta variabilidad de un día a otro, y sutiles variaciones en los valores deben interpretarse con cuidado.

Otras pruebas

En ocasiones, se llevan a cabo pruebas del corazón. Esto puede ser para examinar la sensación de que el corazón se acelera (o palpitaciones), la falta de aire, los dolores en el pecho o síntomas que hacen pensar en un problema cardíaco no relacionado con covid.

Electrocardiograma (ECG)
Un ECG es una prueba habitual que registra la actividad eléctrica del corazón. Permite medir la frecuencia cardíaca (la velocidad del corazón) y el ritmo (si bombea de forma regular o irregular).

Monitorización Holter
Un monitor Holter es un tipo de electrocardiograma (ECG) portátil que registra la actividad eléctrica del corazón de forma continua durante veinticuatro horas o más. Los electrodos cardíacos —pequeños parches que se adhieren a la piel— se

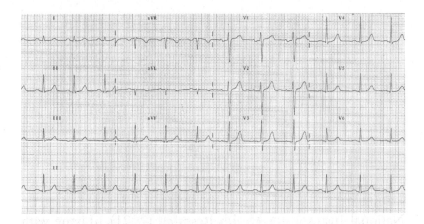

Este trazo es una grabación de la actividad eléctrica del corazón, denominada electrocardiograma o ECG. En las personas con covid persistente, el ECG suele ser normal.

colocan en el pecho y se conectan a una pequeña caja de monitorización mediante cables. El paciente se va a casa con este monitor colocado para registrar la frecuencia y el ritmo cardíaco mientras hace sus actividades cotidianas. Después, el equipo de cardiología descargará e interpretará la lectura y comunicará el resultado al médico.

Ecocardiograma (eco)

Un ecocardiograma es una evaluación ecográfica del corazón y permite medir la capacidad de bombeo del corazón (su función cardíaca), las presiones en los distintos lados del corazón y las conexiones entre las cavidades del corazón (las válvulas). Cuando el corazón no bombea tan eficazmente como podría, se habla de «insuficiencia cardíaca» y puede dar lugar a síntomas como falta de aire durante el ejercicio y fatiga. Sin embargo, es tranquilizador saber que las personas con covid persistente que no han sido hospitalizadas no tienen más riesgo de sufrir anomalías cardíacas que la población general.

Fuentes y recursos

Capítulo 1

National Institute for Health Research (2021), «Living with covid-19 – second review». https://evidence.nihr.ac.uk/themedreview/living-with-covid19-second-review/

Khamsi, R. (2021), «Rogue antibodies could be driving severe covid-19», en *Nature*. https://www.nature.com/articles/d41586-021-00149-1

UKRI (2021), «The immune system and Long Covid». https://www.ukri.org/our-work/tackling-the-impact-of-covid-19/understanding-coronavirus-covid-19-and-epidemics/the-immune-system-and-long-covid/

NIH (2021) «Coronavirus and the nervous system». https://www.ninds.nih.gov/Current-Research/Coronavirus-and-NINDS/nervous-system#nervoussystem

Iacobucci, G. (2020) «Long Covid: Damage to multiple organs presents in young, low risk patients», en *BMJ* 2020; 371, DOI: https://doi.org/10.1136/bmj.m4470

Capítulo 2

Royal College of Occupational Therapists, «How to conserve your energy: Practical advice for people during and after having Covid-19» (https://www.rcot.co.uk/file/6694/download?token=sbwRd3Y0).

Pemberton S. y Berry, C. (2009), *Fighting Fatigue*. Londres, Hammersmith Press.

Capítulo 3

Clifton-Smith, T. (2021), *How To Take A Breath*. Auckland, Random House.

Fisioterapia para trastornos del patrón respiratorio y recursos para fisioterapeutas (physiotherapyforbpd.org.uk).

Trastornos del patrón respiratorio y síndrome de hiperventilación (bradcliff.com).

British Lung Foundation: Coronavirus y Covid-19 (blf.org.uk).

Capítulo 4

www.sleepio.com/ (recursos sobre el sueño en general).

www.blf.org.uk/support-for-you/osa (información sobre la apnea obstructiva del sueño).

sleep-apnoea-trust.org/ (información sobre la apnea obstructiva del sueño).

Para más información sobre la apnea obstructiva del sueño, véase www.blf.org.uk/support-for-you/osa o la web de la Sleep Apnoea Trust Association https://sleep-apnoea-trust. org/

Capítulo 5

Moving Medicine: https://movingmedicine.ac.uk/

Capítulo 6

Naidu, S. B., Shah, A. J., Saigal, A., Smith, C., Brill, S. E., Goldring, J., Hurst, J. R., Jarvis, H., Lipman, M., Mandal, S. (2021), «The high mental health burden of "Long Covid" and its association with on-going physical and respiratory symptoms in all adults discharged from hospital», en *European Respiratory Journal*, DOI: 10.1183/13993003.04364-2020.

Daher, A., Cornelissen, C., Hartmann, N.-U., Balfanz, P., Müller, A., Bergs, I., Aetou, M., Marx, N., Marx, G., Simon, T.-P., Müller-Wieland, D., Hartmann, B., Kersten, A., Müller, T., Dreher, M. (2021), «Six months follow-up of patients with invasive mechanical ventilation due to Covid-19 related ARDS», en *International Journal of Environmental Research and Public Health,* 18, DOI:10.3390/ ijerph18115861

Encontrar un terapeuta

En el Reino Unido, los terapeutas deben estar registrados en el Health and Care Professions Council (www.hcpc-uk.org). Puedes encontrar un psicólogo en Reino Unido a través de la British Psychological Society (www.bps.org.uk) y los terapeutas a través de la British Association for Behavioural and Cognitive Psychotherapy (babcp.com). Puedes encontrar un asesor a través de la British Association for Counselling and Psychotherapy (www.bacp.co.uk).

Recursos en línea para la relajación

Mindfulness:
Para encontrar un terapeuta de *minfulness:* www.accessmbct.com
Profesores, clases y eventos de *mindfulness*: www.mindfuldirectory.org

Técnicas de relajación concretas:
Para la relajación muscular progresiva hay numerosos recursos en línea de varios organismos del Servicio Nacional de Salud.
Para la respiración profunda/abdominal o diafragmática existen numerosos recursos en línea del Servicio Nacional de Salud (véase www.nhs.uk para consejos básicos).
Para centrarse en la visualización de imágenes también existen numerosos recursos en línea. A muchos pacientes les gusta recurrir a aplicaciones como HeadSpace.

Capítulo 9

www.som.org.uk/covid-19-return-work-guide-recovering-workers
www.som.org.uk/covid-19-return-work-guide-managers

www.yourcovidrecovery.nhs.uk/your-road-to-recovery/retur-
ning-to-work/
www.gov.uk/government/publications/the-fit-note-a-guide-
for-patients-and-employees/the-fit-note-guidance-for-pa-
tients-and-employees
www.gov.uk/access-to-work
www.equalityhumanrights.com
acas.org.uk
www.disabilityrightsuk.org
www.gov.uk/browse/benefits
www.citizensadvice.org.uk/
www.benefitsandwork.co.uk

Sobre los colaboradores

La doctora Emily Fraser es especialista en Medicina Respiratoria en el Oxford University NHS Foundation Trust. Su experiencia clínica y de investigación se centra en la enfermedad pulmonar intersticial y es la directora clínica de la Clínica de Evaluación Postcovid. Desde su creación en julio de 2020, el servicio ha crecido hasta incorporar a múltiples especialistas para permitir la evaluación y el tratamiento holístico de los pacientes con complicaciones consecuencia del covid. Está dedicada al avance de los conocimientos médicos sobre el covid persistente y trabaja en proyectos de investigación nacionales y locales para investigar las posibles causas que provocan los síntomas tras padecer covid.

El doctor Anton Pick es especialista en Medicina de Rehabilitación y jefe clínico del Oxford Centre for Enablement, un centro regional especializado en rehabilitación que forma parte de la Oxford University Hospitals NHS Foundation Trust. Anton es el responsable clínico de covid persistente para el Servicio Nacional de Salud de Inglaterra en el sureste del país. Está especialmente interesado en la gestión de la discapacidad compleja y la rehabilitación, y en ayudar a la recuperación. Se dedica a mejorar el nivel de atención a los enfermos de covid persistente a través de la investigación y la promoción de su problemática. Anton es coinvestigador en uno de los mayores estudios de covid persistente financiados por el NIHR en el Reino Unido.

Rachael Rogers es especialista en Terapia Ocupacional. Tiene una maestría en Salud Mental y, desde que se graduó, ha ejercido varias funciones relacionadas con la terapia ocupacional en el Servicio Nacional de Salud. Es especialista en gestión de la fatiga y ofrece regularmente formación a médicos y otros profesionales de la salud sobre estrategias prácticas para gestionar la fatiga. Es la directora clínica del servicio comunitario de fatiga crónica en Oxfordshire, que cofundó en 2005. Es miembro del equipo multidisciplinar de evaluación postcovid y de rehabilitación en Oxford, y trabaja tanto con pacientes como con el personal del Servicio Nacional de Salud afectado por covid persistente.

Emma Tucker es especialista en Fisioterapia Respiratoria y codirectora del Community Respiratory Team del Oxford NHS Foundation Trust. Tiene un máster en Fisioterapia Cardiorrespiratoria y ha pasado su carrera trabajando con pacientes con enfermedades respiratorias agudas y de larga duración. Emma promueve apasionadamente la sensibilización con las problemáticas que afrontan los pacientes con covid persistente y encabezó la creación del Oxfordshire Post-Covid Rehabilitation Service y dirige la Oxfordshire Post-Covid Rehabilitation Pathway.

El doctor Daniel Zahl es especialista en Psicología Clínica, así como terapeuta y supervisor de TCC acreditado. Tras estudiar Psicología Experimental en Oxford, se doctoró en Psicología Clínica. Desde que obtuvo su título en 2005, ha trabajado con personas con problemas crónicos de salud física en el Servicio Nacional de Salud y con personas con problemas de salud mental en su consulta privada. Enseña, forma y supervisa, y ha escrito varios capítulos de libros y publicado en revistas especializadas. Sus ámbitos de interés como especialista incluyen la fatiga crónica, la cirugía bariátrica, la diabetes y, más recientemente, el covid persistente; forma parte de la Clínica de Evaluación Postcovid.

El doctor Suleman Latif es especialista en Medicina del Deporte y el Ejercicio por la Universidad de Oxford. Realizó un máster en medicina del deporte y del ejercicio en la Universidad Queen Mary de Londres, y ha revisado como experto publicaciones y presentaciones en los ámbitos de la salud pública, la salud global, la educación médica y la medicina del deporte.

Ruth Tyerman es especialista en Rehabilitación Vocacional y cuenta con más de treinta años de experiencia. Dirigió, junto a otros especialistas, el equipo de un programa de Rehabilitación Vocacional para personas con lesiones cerebrales y ha ayudado a otros servicios médicos a desarrollar programas de rehabilitación vocacional para personas con lesiones cerebrales y traumas complejos. Actualmente sigue formando especialistas en terapia ocupacional que ofrecen rehabilitación vocacional después de una lesión cerebral, y también proporciona apoyo al personal de la Clínica de Evaluación Postcovid.

El doctor Christopher Turnbull es profesor clínico de Medicina Respiratoria del NIHR en la Universidad de Oxford y en el Oxford University Hospitals NHS Foundation Trust. Es experto en trastornos del sueño e investiga para encontrar nuevos tratamientos para pacientes con apnea obstructiva del sueño. Está realizando un estudio de investigación que analiza el impacto del covid en diferentes grupos de pacientes, incluidos los que padecen cáncer y trastornos del sueño. También es coinvestigador en ensayos clínicos que evalúan el papel de los nuevos tratamientos para el covid.

Christine Kelly es la fundadora de la organización benéfica AbScent y ella misma ha experimentado la pérdida del olfato en varias ocasiones. La primera vez que lo perdió fue en 2012, y emprendió un camino hacia la recuperación que duró ocho años, durante los cuales investigó la anosmia y el entrenamiento olfativo y creó una página de Facebook para compartir sus conocimientos. Tras la creación de AbScent, la comunidad ha crecido exponencialmente como resultado de la pandemia y en 2021 cuenta con más de 75 000 miembros en todo el mundo. Es investigadora asociada en la Universidad de Reading e investigadora en el Centre for the Study of the Senses del Institute of Philosophy de la Universidad de Londres.

La doctora Helen Davies está especializada en aparato respiratorio y es jefa clínica del servicio pleural del Hospital Universitario de Gales. Completó su formación de especialización y su doctorado en el decanato de Oxford. Dirige el servicio respiratorio postcovid en Cardiff, donde trabaja junto a sus colegas en la clínica multidisciplinar de covid persistente. Participa activamente en proyectos de investigación nacionales e internacionales sobre el covid persistente.

Emily Jay es fisioterapeuta clínica especialista en el South London and Maudsley NHS Trust. Es fisioterapeuta neurológica y miembro del comité de la Association of Chartered Physiotherapists with an Interest in Vestibular Rehabilitation (ACPIVR). En el ámbito ambulatorio, ayuda a los pacientes que sufren mareos y desequilibrios tras la infección de covid.

Lisa Burrows es una fisioterapeuta especialista que trabaja para Mersey Care NHS Foundation Trust y colabora tanto con los hospitales locales como en la comunidad. Dirige la ENT Balance Clinic y atiende a personas con mareos y trastornos del equilibrio en la zona de Southport y Ormskirk. Es la presidenta del subcomité de educación de la Association of Chartered

Physiotherapists with an Interest in Vestibular Rehabilitation (ACPIVR).

El doctor Andrew Lewis es profesor de Medicina Cardiovascular en la Universidad de Oxford. Además de ayudar a pacientes con diversas enfermedades cardíacas, investiga con nuevas técnicas de imagen para encontrar maneras de detectar y tratar la inflamación y sus consecuencias en el tejido cardíaco humano.

El doctor Rohan Wijesurendra es profesor clínico de Medicina Cardiovascular. Comenzó su formación como especialista en Cardiología en Oxford y completó un doctorado en 2018. Sus intereses clínicos y de investigación se centran en los campos de la arritmia y la ablación cardíaca, la imagen por resonancia magnética (IRM) cardíaca y los ensayos clínicos.

La doctora Julia Newton es especialista en Reumatología y Medicina del Deporte y el Ejercicio en el Oxford University Foundation Hospitals Trust, es la médico deportiva principal del English Institute of Sport y ostenta un puesto honorífico en la Universidad de Oxford. Es directora de la School of Medicine for Thames Valley, catedrática del Specialty Advisory Committee for SEM y vicepresidenta de la Faculty of Sport and Exercise Medicine. Es miembro asesor del equipo multidisciplinar postcovid.

El doctor Christopher Speers completó su formación como especialista en Medicina del Deporte y el Ejercicio en el condado de West Midlands. Es consultor médico de medicina del deporte y del ejercicio, y trabaja en el Nuffield Orthopaedic Centre de Oxford con los equipos de Oxsport y de especialistas en cuestiones musculoesqueléticas. Es miembro asesor del equipo multidisciplinar postcovid.

El doctor Andy Tyerman es especialista en Neuropsicología Clínica. Se tituló como psicólogo clínico en 1979 y trabajó inicialmente en la hospitalización y luego en la neurorrehabilitación comunitaria. De 1992 a 2020 desarrolló y dirigió el Community Head Injury Service de Buckinghamshire. Sigue investigando, enseñando y escribiendo sobre la rehabilitación comunitaria y profesional después de una lesión cerebral, y también es miembro del consejo de administración de Headway UK y de la Vocational Rehabilitation Association.

Contribuciones adicionales

Doctor Kim Rajappan, especialista en Cardiología del Oxford University NHS Foundation Trust.

Doctora Annabel Nickol, especialista en Medicina del Sueño del Oxford University NHS Foundation Trust.

Doctor Tylan Yukselen, especialista en Medicina Psicológica del Oxford University NHS Foundation Trust.

Doctor Nick Talbot, especialista en Medicina Respiratoria, del Oxford University NHS Foundation Trust.

Profesora Jane Parker, fundadora y directora del Flavour Centre de la Universidad de Reading.

El equipo de rehabilitación postcovid de Oxfordshire: Victoria Masey, Kerrie Crowley, Catherine Clayton, Rebecca Prower, Rachel Lardner, Amanda Neophytou, Lisa Johnson, Jill Brooks y Kelly Mclaughlin.

Lizzie Grillo en representación de Physiotherapy for Breathing Pattern Disorders.

Tania Clifton-Smith en representación de Bradcliff Breathing Method™.

Agradecimientos

Este libro no existiría sin las aportaciones de las personas que hemos atendido en la Clínica de Evaluación Postcovid de Oxford y en otros lugares del Reino Unido. Agradecemos especialmente las citas, aportaciones y comentarios a: Amelia Sayce, Jean Postlethwaite-Dixon, Valerie Knight, Katrina Stevens, Aoife Mannix, Toni Waknell, Deborah Orr, David Hockáday, Amy Tandy, Nell Freeman-Romilly, Linden Baxter, Lucia Mackay, Michael Osborne, Lisa Marie Mclane, Julia Woolley, Holly Atkins, Shaked Ashkenazi, Mark Turner y Catherine Briddick. Los autores desean dar las gracias a sus colegas de profesión, amigos y familiares que contribuyeron con su valioso apoyo, tiempo y experiencia a la creación de este libro. Sin ningún orden en particular: doctor Ahmad Saif, profesor Tim Nicholson, Shelley y Michael Pick, doctora Nayia Petousi, doctora Susannah Brain, doctora Alex Novak, profesor Kyle Pattinson, profesor Fergus Gleeson, Paul Swan, Jodie Summers, Sarah Broadway, Paul Tucker, Mike Cuerden, Aparna Zahl, Julian Ball, Daniel Rogers, Sanna Nabi, Zoë Blanc y Charlotte Croft. La terminología de las tres *p* aparece en el capítulo 2 con la amable autorización del Real Colegio de Terapeutas Ocupacionales. Las prácticas y métodos BradCliff Breathing™ aparecen en el capítulo 3 por gentileza de Tania Clifton-Smith. La escala Borg CR® (CR10, © Gunnar Borg, 1982, 1998, 2004) aparece en el capítulo 5 con permiso. La escala y las instrucciones completas pueden obtenerse a través de BorgPerception www. borgperception.se.

Índice de materias

tiempo de recuperación, ejercicio
71, 155
tinnitus 210-211
véase también acúfenos
tos 35, 87, 102-103
trabajo, volver a *ver* empleo
trastorno de estrés postraumático
(TEPT) 26, *32*, 115-116,
151
trastorno del patrón respiratorio
35, 80, 91, 104
trastornos del sueño 36, 105
apnea obstructiva del sueño
(AOS) 105, 121-123
calidad del sueño 31, 105, 109,
110, 116, 118, 123, 202
cantidad de sueño necesaria
108-109
ciclos de sueño 109
entorno del dormitorio 119-
121
higiene del sueño 112, 116-
117, 123
impacto del covid persistente
105-107
niebla mental 189
pérdida de rutina 112
pesadillas/sueños vívidos 36,
115-116
presión del sueño 107, *108,*
108, 112, 117, 118
reducción del ejercicio 113,
116
reloj corporal 107-108
salud psicológica 113-114
trastornos gastrointestinales *30,*
40, 211-212, 214

uñas 40 ,213
uñas 40, 212, 213
uñas de los pies 213
véase también mindfulness/
meditación

ventilación mecánica/invasiva 81
vértigo *ver* mareo, vértigo,
desequilibrio
vías respiratorias hipersensibles
253
vitamina D 17, 246,
volumen de aire 92, 93, 249

yoga/pilates 93

zoom out 69

Observaciones y anotaciones

Esperamos que haya disfrutado de la
Guía práctica para pacientes de covid persistente, de
los especialistas de la Clínica Postcovid de Oxford,
y le invitamos a visitarnos
en www.kitsunebooks.org,
donde encontrará más información
sobre nuestras publicaciones.

Recuerde que también puede seguir
a Kitsune Books en redes sociales
o suscribirse a nuestra newsletter.

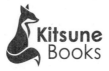